《本草纲目》中药养生

智慧大全

Bencao Gangmu

Zhongyao Yangsheng Zhihui Daquan

张俊莉◎著

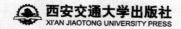

西安交通大学出版社
XI'AN JIAOTONG UNIVERSITY PRESS

图书在版编目（CIP）数据

《本草纲目》中药养生智慧大全 / 张俊莉著. 一西安 : 西安交通大学出版社，2016.6

ISBN 978-7-5605-8603-8

Ⅰ．①本… Ⅱ．①张… Ⅲ．①《本草纲目》—养生（中医）Ⅳ．①R281.3②R212

中国版本图书馆CIP数据核字（2016）第132367号

书　　名	《本草纲目》中药养生智慧大全
著　　者	张俊莉
责任编辑	赵文娟　问媛媛

出版发行	西安交通大学出版社
	（西安市兴庆南路10号　邮政编码710049）
网　址	http://www.xjtupress.com
电　话	（029）82668805　82668502（医学分社）
	（029）82668315　（总编办）
传　真	（029）82668280
印　刷	廊坊市华北石油华星印务有限公司

开　本	880mm×1280mm　1/32	**印张**	8.5	**字数**	146千字
版次印次	2017年4月第1版　　2017年4月第1次印刷				
书　号	ISBN 978-7-5605-8603-8/R·1248				
定　价	39.80元				

读者购书、书店添货、如发现印装质量问题，请通过以下方式联系、调换。

订购热线：（029）82665248　82665249

投稿热线：（029）82668805

读者信箱：medpress@126.com

前　言

随着人们生活水平地提高，越来越多的人因饮食不当、生活不规律，而形成了亚健康体质，如小孩常会出现消化不良、呕吐、腹泻、咳嗽等症状；男性常会出现阳痿、早泄、前列腺增生、腰膝酸软等症状；女性常会出现月经不调、白带异常、乳腺增生等症状；老年人会患有高血压病、高血脂症、糖尿病等常见疾病。

与此同时，也有越来越多的人意识到了养生的重要性，因为只有健康才是我们享受美好生活的前提。如果没有健康的身体，再多的美味佳肴吃不到嘴里也只能哀叹；如果没有健康的身体，再美的风景不能去驻足欣赏也只是枉然；如果没有健康的身体……

也许，你曾在追求健康的道路上尝试过很多偏方、验方、秘方，中药也是换了一种又一种，也曾尝试过市面上所售的各种保健品，但就是收效甚微或者完全没有效果。那么，问题到底出在哪里了呢？

中医学认为，人体的健康与自然的风寒暑湿、春夏秋冬息息相关，自然万物之间存在着广泛而永恒的相生、相克、相制、相化的关系，所以自然界中总有一物能缓解人体的不适与病痛，这就是中医养生的智慧所在。所以，如果我们想要健康，想要永葆青春，想要吃得香、玩得好，就一定要根据自己的实际情况，选择合适的中药进行进补，才能真的达到药到病除的目的。

《本草纲目》就是这样一本经得住历史和时间考验的药物学巨著，它是由明朝著名的医药学家李时珍为修正古代医书中的错误而耗费毕生精力，跋山涉水，亲尝百草，历时 29 年编成的。全书共有 190 多万字，记载了 1892 种药物，被誉为"东方药学巨典"。

本书是在深入研究《本草纲目》的基础上，选取了传统中药中具代表性、常见、有效的中药，并对其功效、适应证进行分析说明的情况下编纂而成的。书中还针对不同的体质推荐了不同的中药，针对每种中药也推荐了几种常见的家庭养生药膳。希望无论是小孩、男性、女性还是老人都可以通过我们的指导达到祛病强身的目的，让全家人吃饭香、身体棒，让我们都能拥有健康的身体去享受美好的生活。

目　录

第一章
中药养生密码

　　《本草纲目》是明朝医药学家李时珍总结 16 世纪以前的药物经验编写而成的，是对本草学系统而全面的整理总结，为中药食疗提供了丰富的资料。中药作为我国传统中医的精华所在，既可用于养生，又可用于治病，但是想要真正的为我所用，就要对养生密码进行详细的解读，这样才能利用中药来护佑自己和家人的健康。

温、热、寒、凉，四性用不同

中药的性质有寒、凉、温、热四种，我们通常会简称为中药的"四性"。中医认为药物是通过调节机体寒热变化来纠正人体阴阳盛衰的，因此，性质不同的中药其效用各不相同。

四性从本质而言，可分为寒、热二性，即四性中大致可分为温热和寒凉两大类不同的性质。一般情况下，中药的四性是根据中药吃完后对身体产生的作用来划分的。如寒性和凉性的中药能减轻或消除体内热象，清热解渴；而吃完后有明显地减轻或消除身体寒象的就归于温性和热性。其实，所谓寒与凉、温与热的区分都只是程度上的差别，寒性的程度比较轻就归为凉，热性的程度比较轻就归为温。对于有些药物，通常会标有大热、大寒、微温、微寒等予以区别。

中医理论认为中药有改善疾病症状的功效，所以人们可根据自身的体质来选择合适的中药。中医上讲"热则寒之，寒则热之"，就是说凡是寒性的疾病就应该多食用性质温、热的中药，凡是热性的疾病就应该多食用性质寒、凉的中药，简洁地指出了不同药性所适用的症状和性质。一旦用反，就会导致病情的进一步恶化。

通常，寒凉药如葛根、金银花、绿豆、栀子、蒲公英等，具有清热、泻火、凉血、解毒、养阴等作用，主要用于热证或机能亢进的疾病。温热药如干姜、何首乌、地黄、桂圆肉、鹿茸等，具有散寒、温里、温经、通络、回阳、化湿、补阳等作用，主要用于寒证或机能减退的证候。

此外，还有一些平性药，其寒热偏性不明显，实际上也有偏温、偏凉的不同，称其性平也是相对而言的，仍未超出四性的范围。平性药多为滋补药，用于体质衰弱或寒凉和温热性质中药所不适应者。如党参、太子参、灵芝、蜂蜜、阿胶、甘草、枸杞子等。

由于寒与凉、热与温之间具有程度上的差异，因而也要求中医在用药时要相当注意。如当用热药而用温药、当用寒药而用凉药，则病重药轻而达不到治愈疾病的目的；反之，当用温药而用热药、当用凉药而用寒药则会给身体带来伤害。

辛、酸、甘、苦、咸，五味入五脏

通过味觉器官辨别中药，可将其分为辛、酸、甘、苦、咸这五种最基本的滋味，所以我们称为"五味"。其实，药物的滋味不止五种，还有淡味、涩味，只是由于长期以来人们将涩附于酸，淡附于甘，以合五行配属关系，故习称"五味"。

中药的五味有两种意义：一是指药物本身的滋味，这是五味的定义；二是指药物的作用范围。岐伯说："五味入胃，各归所喜。酸先入肝，苦先入心，甘先入脾，辛先入肺，咸先入肾。久而增气，物化之常。气增而久，天之由也。"这句话阐明了五味因它不同的属性而归属于五脏。

李时珍说："甘缓、酸收、辛散、咸软、淡渗，五味之本性，一定而不变者也。"由于五味效用的不同，而又各自归属于五脏，所以我们只有掌握了药物的属性，才能真正的利用它来达到祛病养生的目的。

※ 辛味：能散能行

辛味即辣味，对应器官为肺，可发散风寒、行气活血。中医学讲辛味"能散能行"，所谓"辛散"是指中药具有发散表邪的作用，所谓"辛行"是指中药具有行气行血的作用，可用于治疗外感表证、气血瘀滞等疾病。一般来讲，解表药、行气药、活血药多属辛味。具有代表性的中药为木香、红花、麻黄等。

※ 酸味：能收能涩

酸味对应器官为肝，可生津开胃、收敛止汗。中医学讲酸味"能收能涩"，指的是酸味中药具有收敛、固涩的作用，可用于治疗虚汗外泄、泻痢不止、遗精、带下、出血等症。酸味中药还具有生津开胃消食的作用，所以还可以用于治疗食积、燥渴、胃阴不足等疾病。一般来讲，固表止汗、敛肺止咳、涩肠止泻、固精止带的药物多属酸味。具有代表性的中药为五味子、乌梅等。

※ 甘味：能补能和能缓

甘味即甜味，对应器官为脾，可补益身体、调和脾胃。中医学讲甘味中药"能补能和能缓"，指的是甘味中药具有补益、和中、缓急等作用，可用于治疗脾胃不和、拘急疼痛等证。一般来讲，滋养补虚、调和药性及具有止痛功能的药物多属甘味。具有代表性的中药有人参、党参、熟地黄、甘草等。

※ 苦味：能燥能泻能坚

苦味对应器官为心，可清热泻火、生津液。中医学讲苦味"能燥能泻能坚"，指的是苦味中药具有泻下、坚阴和燥湿的作用，可用于治疗热证、喘咳、阴虚火旺、呕恶、湿证等证。轻度的苦味还可消食开胃，但苦味过重就可能导致恶心呕吐和伤胃。一般来讲，具有清热泻火、降气平喘、止呕功效的药多属苦味。具有代表性的中药为栀子、大黄、黄连、陈皮、杏仁等。

※ 咸味：能下能软

咸味对应器官为肾，可软坚散结。中医学讲咸味"能软能下"，指的是咸味中药具有软坚散结和润下的作用，可用于治疗痰核等疾病，还可以润下通便，治疗大便干结等。一般来讲，具有泻下、润下通便及软化坚硬、消散结块等功效的药物多属咸味。具有代表性的中药为芒硝、昆布、牡蛎等。

科学煎煮效更强

　　找到了防病缓急的良方，接下来就是对中药进行煎煮了。俗话说"十分药力五分煎，不会煎煮白花钱"，所以不要以为买了药直接拿回家煎就好了，很多人会因为没有掌握正确的煎煮方法，而贻误了病情。在我们的中药处方中，往往含有几味到几十味药材，而每一种药材又含有很多种成分，在煎煮过程中会发生一系列的化学反应，如果不能有效掌握这些微妙变化，就会影响到药物的疗效。可见，掌握正确的煎煮方法是非常重要的。

※ 提前对中药进行浸泡

　　为了达到治疗效果，中药在煎煮前宜先进行浸泡，这样有利于有效成分的充分溶出，并且缩短煎煮时间，避免因煎煮时间过长而导致有效成分的耗损。一般情况下，药物应用冷水或常温水浸泡 30 ~ 60 分钟，种子、果实为主的药可浸泡至涨。因为夏天气温高，浸泡时间可缩短些，以免中药腐化变质。浸泡中药绝对不可以使用开水，水温不能超过 60℃，否则会使药材组织细胞内的蛋白质凝固、淀粉糊化，使药材的有效成分流失，不利于药效的发挥。

※ 选择合适的煎煮容器

通常，我们煎煮中药时都会选用沙锅、瓦罐或搪瓷等器具，这是因为沙锅、瓦罐等的材质比较稳定，不会与药物成分发生化学反应，且传热比较慢，还能有效锁住水分。许多中药里都含有鞣酸，如果使用金属类的器具煎煮，就会发生化学反应，生成不溶于水的沉淀物，降低药效，甚至产生有毒副作用的化合物，影响药效。此外，有些中药还含有许多生物碱，需要与鞣酸化合才能溶于水，如果使用金属器具煎煮，就会使生物碱无法溶解，影响药效。

※ 用对水，煎好药

中医认为，水有轻重、动静、厚薄之说，应因地而异，因时而异。煎药用水必须清洁，无异味，含矿物质及杂质少，纯净水、深井水均可。煎煮中药时一定要掌握好用水量，加水过多就会给服药带来不便，加水过少又不能保证煎药时间。

通常，一剂药会煎两次，即头煎、二煎。头煎时的用水量以将中药进行适当加压后，液面淹没过中药 2 ~ 5 厘米为宜。二煎时的用水量以淹没过药面为宜。在煎煮过程中，不要再加水或者倒掉药液。

使用自来水煎煮中药时要注意，因为自来水中含有强氧化剂氟，可与许多有机物发生氧化反应，煎煮中药时必然会影响中药的有效成分，降低药效。所以，应将水烧沸，使氟随着水汽而蒸发掉，晾凉了再用于煎药。千万不要使用开水或温水来煎药，这样不利于水分渗入药物组织内部，阻碍药物有效成分的煎出，从而影响药效的发挥。另外要注意的是，煎煮一些质地坚硬、黏稠或需久煎的药物时，其用水量可比一般药物略多。

※ 把握好煎煮的火候和时间

煎煮中药的时间和火候一般与药物的性质、加水量的多少、药物吸水能力等有关。通常情况下，我们煎煮中药宜先大火后小火，以免药汁溢出或熬干。根据不同药物的性质与质地选择不同的火候和时间。通常情况下，解表药及其他芳香性药物，一般先用大火煮沸，再改用小火，头煎为煮沸后小火煎 10 ~ 20 分钟，二煎为煮沸后小火煎 10 ~ 15 分钟，以避免久煮导致香气挥散、药性损失。滋补调理药及矿物类中药，头煎宜在煮沸后小火煎 30 ~ 40 分钟，二煎为在煮沸后小火煎 20 ~ 25 分钟，以使其有效成分充分溶出。

煎煮中药时，火候不宜太强，否则会使水分蒸发过快，煎煮时间缩短，而药材的有效成分不能充分溶出；火候也不宜太弱，否则会使温度过低，同样不利于药材中有效成分的溶出。

煎煮中药一定要遵医嘱，并非熬的时间越久、味道越浓，效果就越好。如果将中药煎煮的过分浓缩，就会使苦味加重，服用后还可能产生恶心、呕吐等不适症状。

※ 煎煮次数有讲究

通常情况下，中药汤剂一般会煎煮两次，补益药煎三次。药材在煎煮过程中其有效成会溶解，进入药材组织的水液中，然后再扩散到药材外部的水液中，当药材内外溶液的浓度达到平衡时，有效成分就不易再溶出了。所以，中药一般在煎煮三次以后，其有效成分就被溶解的差不多了。

※ 常用的入药方法

先煎

有些矿物类药如石膏及贝壳类药如贝壳、甲壳等，因其质地坚硬，有效成分不易煎出，所以应在打碎后先煎30分钟左右，再加入其他药物同煎。还有一些中药毒性较大，如乌头、附子、生半夏等药物也应先煎，以使其毒性减轻，保证用药安全。此外，如天竺黄、火麻仁、石斛等植物类中药也要先煎才能发挥药效。所以，先煎的主要作用就是为了增加药物的溶解度，降低药物毒性，有利于药效的发挥。

另煎

一些名贵中药，如人参、冬虫夏草、鹿茸等宜单煎服用，以防在与其他药物同煎过程中损失其有效成分，造成浪费。

包煎

包煎是指将某种药材用纱布包起来，再和其他中药一起煎，主要适用于粉末状的药物、有黏性物质的药物、有绒毛的药物。蒲黄、海金沙、灶心土等粉末状药物如不包煎则会溢出或沉淀，不利于药物的吸收；车前子、葶苈子、青葙子等有黏性物质的药物如不包煎，就会粘锅，药汁也不易滤出；旋复花、枇杷叶等有绒毛的药物如不包煎，杂质不易滤除，服后还会刺激咽喉，引起咳嗽、呕吐等不良反应。

后下

有些中药气味芳香，含挥发油较多，如薄荷、木香、檀香、沉香等，适宜后下，这样可以减少挥发油的损耗。还有些中药如番泻叶、大黄等不宜久煎，所以也应后下，这样可以使有效成分免于被分解破坏。

烊化

鹿角胶、阿胶等胶质性中药及饴糖等黏性易溶的中药需要另放入容器内隔水炖化，或用少量水煮化，再加入其他药液同服。

冲服

有些药物的有效成分不在水中溶解或加热后某些有效成分易被分解，所以不宜煎煮。此时，应将这些药的药末放入开水中或是其他药液中混合服用。此外，还有某些细粉性中药如三七粉，或液态药物如竹沥、姜汁等，可直接用温水冲服，以防药效损失。

※ 滤取药汁

每剂药煎好后，要及时滤出煎液，以免因温度降低而影响滤出及有效成分被吸附。最后一次煎煮后要将药渣用双层纱布包好，绞取药渣内剩余药液，这是因为药渣内的药液可使药液有效成分增加15%～25%。每剂药应滤取药汁的量在500～600毫升。

正确服用增药效

中药的疗效除了与药物的质量、是否对症、煎煮方法是否得当有关外，还与服药方式方法有关。不同的中药用药时间也不同，同一味中药因治疗不同的疾病服用时间也不同，只有学会正确服用中药，才能最大限度地发挥药效，并且可以避免浪费。

※ 服药的时间

服用中药的时间取决于病情和药物的性质。汤剂一般每日1剂，煎2次分服，两次间隔时间为4～6小时。也有的中药是一日分3次服用，如果出现恶心、呕吐等不适症状时再减少用量，以减少对肠胃的刺激。多数中药应该温服，但也有例外，如发汗药须热服以助药力，清热药须凉服效果更佳。只有根据药物的性质和病情来选择合适的时间服用，才能使药物发挥积极的治疗作用。

饭前服用

一般来说，如果是胸膈以下患病，如胃、肝、肾等脏腑疾病，最好是饭前服用药物，这样更利于药效的发挥。如化痰止咳平喘药（贝母、桑白皮、胖大海等）在饭前服用更利于其祛痰镇咳作用的发挥；驱虫药（使君子、南瓜子等）在饭前服用时因胃中空虚，药物更容易作用到虫体。此外，为了避免药物中的某些成分与食物发生反应而导致药效降低，也应饭前服用，如大黄、芒硝等。

饭后服用

一般来说，如果是胸膈以上患病，如眩晕、头痛、目疾等，最好是饭后服用药物，这样更能保护肠胃，还有利于药效的发挥。如解表药（麻黄、桂枝、防风、生姜等），在饭后服用更利于发汗解表作用的发挥；健胃药（山楂、麦芽、木瓜、神曲等）在饭后服用，使得食物和药物接触，有利于健脾和胃、消食化积作用的发挥；辛辣刺激性药（川椒、干姜、旋复花等）最好在饭后服用，可减少为胃黏膜的刺激。此外，还有些性寒的药物，也要饭后服用，这样可减少对胃的刺激，如黄连、黄柏、石膏等。

空腹服用

空腹服用主要是针对一些需要快速入肠，保持高浓度的药物，如驱虫药（驱蛔灵、使君子等）和泻药（芒硝、番泻叶等）均适合空腹服用。

睡前服用

由于人在入睡后脾胃工作缓慢，所以在睡前不宜服用那些需要脾胃参与大量工作的药物，而应该服用那些药效缓慢，养心安神的药物，如服用安神药（莲子、灵芝、百合）可促进睡眠；服用润肠药（郁李仁、蜂蜜、核桃仁等），可消除肠胃积滞，有利于第二天早上的排便。

此外，如果病情紧急，也可以频繁大量服用，如果是治疗呕吐、惊厥及石淋、咳嗽、咽喉病时，可煎汤代茶饮，不定时服用。

※ 服药的禁忌

中药汤剂一般是温服，但如果患的是热证，最好是凉服，如果患的是寒证，最好是热服。服用中药期间还应注意饮食，如服用一些具有解表发汗功效的中药时就最好在服药后喝一碗热粥，这样可以帮助人体生发胃气，利于祛邪外出。服药后还要忌食生冷、腥膻、油腻及辛辣刺激性食物。

配伍宜忌不能忘

中药的配伍是指根据不同的病情和不同中药的特点，有选择地将两味或两味以上的中药配合使用。早在两千年以前，我国的药学专著《神农本草经》里就记载了中药的配伍、服用等基本原则。合理的中药配伍，不仅照顾到病情的复杂性，又能增进药效，减轻单味药物的毒副作用。

将中药进行合理的配伍，主要依据有以下两点。

1. 中药自身的特性

每味中药都有各自的性味归经，其药效、作用也不同，如有的中药能补气，有的能补血，有的能滋阴，有的能壮阳，有的能消食，有的能开胃。即使是同一类中药，如当归、大枣都能补血养血，但它们可以作用的脏腑归经也是不相同的，当归入心、肝、经，大枣入心、脾、胃经，所以当归可以补肝血，大枣还能补脾益气。所以，我们需要根据中药自身的特点来有选择性的使用，才能更好地发挥养生保健、防治疾病的功效。

2. 不同的病情需要

人们所患的疾病大多由几种病邪及病因所造成，且患病后的表现也各不相同，如同样是感冒，但是有风寒感冒、风热感冒、流行性感冒，造成的病因是不同的，自然选用的药膳也要不同，要对症施食。再比如同样是风寒感冒，有的人仅仅是头痛发热，有的人却还伴随着流鼻涕、咽喉肿痛等症状，所以我们要在治疗疾病时不仅要治疗主要症状，还要兼顾次要症状，要做到防治结合，这就需要我们将不同的中药进行配伍，以便起到好的疗效。

※ 中药配伍中的"君臣佐使"

我们在生病就医时，医生给开的药方中经常有几味或十几味药材，并且对每一味药材的用量都有标注，中医学中根据这些药物在药方中所起作用的不同，将其分为君药、臣药、佐药、使药。

君药就如同君主，在药方中起着决定性作用，针对主要病症发挥主要治疗缓解的作用，药力居药方之首，一般剂量校大，但不一定是全方最大剂量。

臣药就如同大臣，在药方中起着辅佐治疗的作用，主要负责辅助君药改善主要病症或改善主要病症之外的其他病症。

佐药主要起着佐助君药、臣药或者反佐的作用，协助治疗和改善主要病症或直接治疗和改善次要病症，减轻或者消除君药、臣药的毒副作用。也可能与君药药性相反，但在治疗和改善过程中能起到相辅相成的作用。

使药就相当于使臣一样，具有出使引导作用，可引经调和，即引导药方中的其他药物到达病位或者调和方中的其他药物。

※ 中药的"七情"配伍

《神农本草经》中提出了"七情"，其序例云："有单行者，有相须者，有相使者，有相畏者，有相恶者，有相反者，有相杀者。凡此七情，合和视之。"七情配伍又称称"配伍七情""药物七情"。七情配伍主要包括单行、相须、相使、相畏、相杀、相恶、相反。

单行 即用单味药治病，这种药物往往针对性强，且病情单纯。如清金散中只用了一味黄芪，便能治疗轻度的肺热咳嗽。

相须 即将性能功效相类似的药物配合应用，可以增强原有疗效。如石膏与知母配合，能增强清热泻火的治疗效果；大黄与芒硝配合，能增强攻下泻热的治疗效果。

相使 即将在性能功效方面有某种共性的药物配合应用，以一种药物为主，另一种药物为辅，达到提高主药物疗效的作用。如茯苓的主要功能是利水健脾，与补气利水的黄芪配合时，茯苓能提高黄芪补气利水的功效。

相畏 即一种药物的毒副作用能被另一种药物减轻或消除。如生姜能减轻和消除生半夏和生南星的毒性，我们就说生半夏和生南星畏生姜。

相杀 即一种药物能减轻或消除另一种药物的毒性或副作用，如生姜能减轻和或消除生半夏和生南星的毒，我们就说生姜杀生半夏和生南星。所以相畏、相杀实际上是同一种配伍关系中的两种提法，是药物间相互对待而言的。

相恶 即两种药物合用，一种药物能使另一种药物在相互作用下降低其原有功效，甚至使其丧失药效。如莱菔子能削弱人参的补气功效，所以人参恶莱菔子。

相反 即两种药物合用，能产生毒性反应或副作用，"十八反""十九畏"中明确降到了药物间的用药禁忌。

药膳养生功效大

药膳是我国传统饮食和中医食疗文化中的一部分，它以中医理论为指导，在烹饪学和营养学共同的指引下，为了达到防病治病的目的，"寓医于食"，按照一定的比例，将中药与某些具有药用价值的食物相配伍，制作成具有一定色、香、味、形的保健食品，它是我国传统的中医学知识与烹调经验相结合的产物。药膳中充分使得药借食力，食助药威，既可调理人体机能，又能防病治病，益寿强身。

※ 药膳的分类

根据药膳目的的不同，将其分为两种：一种是保健药膳，目的是增强人体抗病能力，预防疾病的发生；一种是食疗药膳，目的是治疗已发生的疾病，达到祛病强身的目的。

根据药膳功效的不同，可将其分为四种：一是补气药膳，是选用补气的中药配合一定的食物制成的药膳食品，具有补肺气、益脾气的作用，适用于脾肺气虚之人；二是补血药膳，是选用补血的中药配合一定的食物制成的药膳食品，具有补血养脾的功效，适用于肝血不足、心脾两虚之人；三是温肾助阳药膳，是选用温肾助阳的中药配合一定的食物制成的药膳食品，具有温肾助阳的作用，适用于肾阳不足之人；四是滋阴补肾药膳，是选用滋阴补肾的中药配合一定的食物制成的药膳食品，具有滋阴润肺补肾的作用，适用于肾阴亏虚之人。

※ 药膳的特点

由于药膳是将药物与食物相互配合而制成的集色、香、味、形于一体的保健食品，所以它既可避免中药的苦味，又能发挥其防病去病、健体强身的作用，可谓是"一举多得"。下面我们就来简单了解一下药膳主要具有哪些特点。

1. 美味可口，服食方便

我们常说"良药苦口"，就是说中药汤剂多有苦味，尤其是对于小孩，实在难以入口。而药膳则是色香味俱全，通过食物的调配和烹饪制作，食物和调料的味道将药材的苦味掩盖或缓解，使得药膳美味可口，服食起来非常方便。

2. 防治结合，宜久服

药膳最重要的就是利用食材和药材相结合，发挥其不同的功效，有效调理脏腑，平衡人体的气、血、津液，抵御六淫邪气，达到治病防病、益寿延年的目的。而且药膳的材料主要来源于经过历代长期实践证明确实有效的药材及食材，将其制成菜肴、饮料、糕点等美味食品，易于被人接受，且可长期食用。

3. 服用安全

由于药膳是采用了药物和食物相结合的方式，且药膳以食物为主，所选用的药物一般多属平和之品，而且很多药膳也是经过长期的实践总结出来的，所以我们可以安全放心地服用。

由于气、血、津液是人体生命活动的物质基础，而一旦风、寒、暑、湿、燥、火等六淫邪气外感病邪入侵，就会影响人体的正常生命活动，诱发多种疾病。药膳养生就是发挥食材、药材的不同功效，使气、血、津液达到平衡，抵御六淫邪气，从而维持我们正常的生命活动，抵抗疾病的侵袭，保卫我们的健康。

专题：中药四性五味、七情配伍歌诀

四气歌

四气寒热与温凉，寒凉属阴温热阳。

温热助阳又补火，回阳救逆功效彰。

温里散寒暖肝冷，通经止痛阴霾光。

疗寒以热用热药，阳痿宫冷及亡阳。

中寒腹冷寒疝痛，阴水经寒痛痹尝。

寒凉泻火并清热，解毒除蒸血热凉。

化痰开窍息风火，通利二便镇阳光。

疗热以寒用寒药，热病神昏斑疹绛。

生风出血黄疸肿，便秘淋痛与疮疡。

寒热分明系大法，真假虚实莫能忘。

五味歌

五味辛甘酸苦咸，更添淡涩药味全。

辛散酸收甘补缓，淡渗咸软苦燥坚。

辛能发散行气血，气血瘀滞表证痊。

甘补和缓解药毒，急痛虚证用之安。

酸涩收敛能固脱，涩肠缩尿敛清汗。

苦泄通降燥湿浊，泻火存阴阴自坚。

咸软散结消瘿瘰，软化燥结可通便。

淡渗利水除湿饮，湿滞水肿痰饮蠲。

酸苦咸阴辛甘阳，五脏归属不必言。

药分五味效为主，临证选用须互参。

中药七情歌

相使一药助一药，相须互用功效添。

相杀能制他药毒，相畏毒性被制限。

相反增毒要牢记，相恶配伍功效减。

单行无须他药配，七情配伍奥妙显。

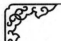

十八反歌

本草明言十八反，半蒌贝蔹及攻乌。

藻戟遂芫俱战草，诸参辛芍判藜芦。

十九畏歌

硫黄原是火中精，朴硝一见便相争。

水银莫与砒霜见，狼毒最怕密陀僧。

巴豆性烈最为土，偏与牵牛不顺情。

丁香莫与郁金见，牙硝难合京三棱。

川乌草乌不顺犀，人参最怕五灵脂。

官桂善能调冷气，若逢石脂便相欺。

大凡修合看顺逆，炮槛炙煿莫相依。

第二章
益气中药

益气又称"补气"。气虚多与脾、肺二脏有关。益气中药多味甘，性温或平，能补益脏腑之气，适用于治疗肺气虚引起的少气懒言、动辄喘促、怕风自汗等症，以及脾气虚引起的脘腹虚胀、神疲倦怠、食欲不振、大便泄泻、浮肿等症。常见的益气中药有人参、黄芪、党参、山药等。

人参——补气第一圣药，复脉固脱

【**别名**】黄参、血参、孩儿参、地精、玉精、人衔、金井玉阑。

【**产地**】黑龙江、吉林、辽宁、河北。

【**季节**】秋季采收，一般为 9 ~ 10 月。

【**性味**】性平、微温，味甘、微苦。

【**归经**】入脾、肺经。

【**养生剂量**】1 ~ 3 克。

适应证

◎气短神疲，脉微欲绝，虚咳喘促，自汗暴脱，惊悸健忘。常用于大病、久病或大汗、大泻、大失血所致元气虚脱之重症，或高血压、冠状动脉硬化、心绞痛等心血管系统疾病。

◎心腹胀满，反胃吐食，全不思食，饥不能食，大便滑泄。常用于劳欲过度、腹泻、胃溃疡、糖尿病、慢性肝炎等。

◎咯唾脓血，满面生疮，遍身黄肿。常用于便秘、水肿、湿疮、疥癣等症。

应用

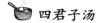 **四君子汤**

原料： 人参、白术、茯苓各9克，炙甘草6克。

用法： 人参去芦，白术和茯苓去皮，同甘草一起加水煎至七分，加盐少许，口服，每日2～3次；诸药也可以共研为细末，每服15克，每日2次。

功效： 温和脾胃，进益饮食，辟寒邪瘴。适宜脏腑机能低下、心腹胀满、肠鸣泄泻、呕吐逆食等患者食用。

人参爆山鸡片

原料： 鲜人参15克，山鸡肉200克，黄瓜25克，鸡蛋1枚，葱、姜、香菜、鸡汤、植物油、麻油、精盐、味精、黄酒、淀粉各适量。

用法： 将鸡肉切片；人参洗净切片，放入碗中上蒸笼蒸半小时；葱姜切丝，香菜切节待用。将鸡肉用盐及味精微微抓过，加蛋清、淀粉上浆。将油下锅，烧至6分熟时，下鸡片，用筷子划开后加入人参，煸炒片刻后加入葱、姜、香菜、精盐、味精、黄酒及鸡汤，烧开后加入水淀粉勾芡，即可起锅。

功效：补脾和胃，益气补肝。适用于脾胃气虚所致饮食不振、乏力、头晕眼花、咳嗽、尿频等症。

人参山药糕

原料：人参 3 克，白茯苓、山药、芡实各 10 克，莲子 5 克，糯米粉、大米粉、白糖各 1000 克。

用法：莲子水泡后去皮、心，将上述前五味研为细末，加入糯米粉、大米粉和白糖，放入盆中后加适量清水揉团成糕。上蒸笼以大火蒸半小时即成。

功效：补益脾胃，大补元气。适用于脾胃虚弱所致病后体虚，身体羸弱，大便稀溏等。

补虚正气粥

原料：人参 10 克，黄芪 30 克，粳米 90 克，白糖适量。

用法：将黄芪、人参烘软切片，入冷水中浸泡约半小时，入沙锅加水适量煎沸，去渣取浓汁。在药渣中加冷水，再煎，方法同上，取汁。将两煎药汁合并，等分成两份，早晚各服 1 份，同粳米加水适量，以文火煮粥，熟后入白糖即成。空腹食用。

功效：健脾胃，补元气。适用于脾虚气弱所致久病羸瘦，劳倦内伤，年老体衰，心慌气短，体衰自汗，浮肿。

🍲 参芪白莲粥

原料：人参 6 克，黄芪 30 克，去心白莲、粳米各 60 克，大枣（去核）15 枚。

用法：将人参、黄芪切片，加水 300 毫升，煮至 200 毫升，去渣后加入莲子、粳米和大枣煮粥，粥熟即成。

功效：健脾益气。适用于脾胃气虚所致食欲不振，神疲气短，心悸，慢性腹泻，女性经淡量多，舌淡苔薄而润。

🍲 参芪虫草乳鸽

原料：黄芪、茯苓、人参各 15 克，白术 9 克，陈皮、虫草各 6 克，乳鸽 1 只，精盐、味精各适量。

用法：乳鸽去毛、内脏，再将各味药材放入大碗中，加水隔热蒸煮，直至乳鸽熟烂，再加入少量精盐、味精调味即成。

功效：补脾益肺，止咳平喘。适用于肺、脾、肾气俱亏虚所致气喘、腰膝酸软、纳少倦怠等症。

党参——健脾益肺，益气养血

【别名】口党、台党、东党、黄参、潞党参。

【**产地**】辽宁、吉林、黑龙江、陕西、山西、宁夏、四川等。

【**季节**】白露前后采挖。

【**性味**】性平，味甘。

【**归经**】入肺、脾经。

【**养生剂量**】5～10克。

适应证

◎咳嗽气短，语声低弱，喘息不止。常用于肺气肿、慢性肺炎、肺结核、支气管炎、支气管哮喘等。

应用

蜜炙党参

原料： 党参片100克，炼蜜20克。

用法： 将炼蜜加水稀释，与党参片拌匀，闷透后置热炒锅内，以文火加热，翻炒至黄棕色取出，放凉待服用。

功效： 益气养中。适用于肺气虚弱所致咳嗽气短等症。

党参大枣饮

原料： 党参20克，大枣10枚。

用法： 将上两味水煎服用。每日1剂，2次服完。

功效： 滋补肺气。适用于肺气不足所致倦怠乏力等症。

党参瘦肉方

原料： 猪瘦肉 200 克，党参、黄芪、淮山各 30 克，猴头菇 60 克，鸡内金、砂仁、白芍各 12 克，川朴、木香、没药、台乌各 10 克，甘草 8 克。

用法： 先将猪瘦肉切成薄片，再和其余材料一起放入锅内，武火煮滚，后用文火煲 1 小时 30 分钟。

功效： 主治消化道溃疡之胃痛。

十全育真汤

原料： 党参、黄芪各 15 克，山药、知母、玄参、生龙骨、生牡蛎各 12 克，丹参 10 克，三棱、莪术各 5 克。

用法： 上述各味加水适量煎煮，沸后再煮 30 分钟。一日饮 2 次。

功效： 补益肺气，滋阴养血。适用于肺部气阴两虚所致神疲气短、形体干燥、不思饮食、动则乏力等症。

潞党灵芝猪肺汤

原料： 猪肺 1 个，潞党参、紫灵芝各 15 克，蜜枣 6 枚，生姜 2 片，精盐少许。

用法： 猪肺灌入清水（可以喉部对准水龙头冲灌），令其胀大充水，挤压将水排出。反复灌洗多次至猪肺洗白。将猪肺切块，入沸水中煮约 5 分钟后捞起。将党参、紫灵芝、蜜枣、生姜洗净，生姜切片。瓦煲内加清水适量，置于火上，开猛火，沸后入全部原料，改用中火再煲约 3 小时，加入精盐调味即成，饮汤食肺。日服 1 ~ 3 次，每次 150 ~ 200 毫升。

功效：益气补肺。尤其适用于老人常患伤风感冒、气管炎、肺炎、支气管哮喘等。

四君蒸鸭

原料：肥鸭 1 只，炙甘草 6 克，党参 15 克，茯苓、白术各 10 克，绍酒 15 毫升，鲜汤 700 克，葱 5 克，姜、盐各适量，味精 1 克。

用法：将鸭子宰杀，去毛、嘴、爪、内脏，洗净后入沸水中氽过捞起，装入蒸碗。姜、葱洗净，姜切片，葱切段。将甘草、党参、茯苓、白术洗净切片，用纱布袋装好，扎紧口后放入鸭腹内。加入姜片、葱段、绍酒及鲜汤，上蒸笼以武火蒸约 3 小时，至鸭肉烂熟、鸭骨松裂时取出。取出药袋，拣去姜、葱，将鸭子装盘，加精盐、味精，适量注入原汤即成。

功效：健脾益气，滋阴养胃。适用于脾胃气虚所致饮食不振、面色萎黄、神疲气短、腹胀便溏、小便不利等，也适用于气阴两虚所致干咳烦渴、骨蒸潮热、午后低热等。

太子参——补气润肺，养阴生津

【**别名**】孩儿参、童参。

【**产地**】江苏、山东、安徽。

【**季节**】多在 6 ~ 7 月采收。

【**性味**】性微温，味甘、微苦。

【**归经**】入心、脾、肺经。

【**养生剂量**】15 ~ 30 克。

适应证

◎气短心悸，虚热汗多，泄泻，劳倦乏力，燥嗽气喘，小便不利，饮食不下，烦热口渴，干咳无痰。常用于风寒感冒、肺气肿、慢性支气管炎、慢性肝炎、胃下垂、慢性肠炎、胃炎、糖尿病等。

应用

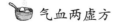 气血两虚方

原料: 太子参 15 克，黄芪 20 克，白扁豆 10 克，当归 8 克，

大枣 5 枚，五味子 6 克。

　　用法：加水适量煎煮，沸后 40 分钟即成。

　　功效：益气生津，润肺化痰。适用于治疗病后气血两亏等症。

🍲 太子参黄芪大枣汤

　　原料：太子参 10 克，黄芪 15 克，大枣 7 枚。

　　用法：将上三味中药加水同煮约 30 分钟。于每晚临睡前或清晨空腹时服下。

　　功效：补肺健脾，益气生津。尤其适用于小儿反复感冒等症。

🍲 太子鸡

　　原料：太子参 15 克，鸡肉 250 克，葱、姜、盐、味精各适量。

　　用法：将诸料洗净，葱切段，姜切片，加水适量，放入锅中，于文火上共炖，直至鸡肉熟烂。将葱姜捞出，加盐和味精调味即成。

　　功效：健脾补肺，补气生津。适用于肺气虚弱所致咳嗽、乏力、食少、自汗、心悸等症。

🍲 太子参麦冬玉竹饮

　　原料：太子参 20 克，麦冬、玉竹各 10 克，冰糖适量。

　　用法：每日 1 剂，每剂煎 2 次，头煎 40 分钟，二煎 30 分钟。上、下午各服 1 次。

功效：补益肺气。适用于肺虚咳嗽、口干等症。

🥘 太子参银耳炖鹿肉

原料：鹿肉300克，银耳50克，太子参15克，姜10克，清汤1200克，白糖、胡椒粉各1克，鸡精3克，盐5克。

用法：鹿肉切如蚕豆大小丁，余水捞出；银耳、太子参以温水发涨；姜切片。锅置火上，入鹿肉、太子参、银耳、姜片及清汤，开大火烧沸，再以小火炖50分钟，入糖、胡椒粉、鸡精和盐即成。

功效：润肺健脾，滋阴补气。适用于脾肺气虚所致面色萎黄、体虚等，无病也可强身。

西洋参——补气养阴，清火生津

【别名】花旗参，洋参，西洋人参，面参。

【产地】原产于美国、加拿大，现在我国吉林、辽宁、黑龙江、陕西、福建、云南等地广泛栽培。

【季节】秋季采摘。

【性味】性凉，味甘、微苦。

【归经】入心、肺、肾经。

【养生剂量】1 ~ 2 克。

适应证

◎痰中带血，干咳无痰，形体消瘦，声音嘶哑，烦热难耐，脉细数。常用于肺结核、慢性肺炎、慢性支气管炎、肺心病、肺衰竭、心律失常、糖尿病等。

◎头晕乏力，咳喘气短，自汗盗汗，烦渴少气，两便不利，食欲不振，饮食积滞。常用于慢性肺炎、慢性胃炎、慢性肝炎、心律失常、糖尿病及各种原因的大失血等。

应用

西洋参粥

原料：西洋参 10 克，麦冬 12 克，粳米 100 克。

用法：入水煮粥，温凉后服。

功效：滋补肺阴，清热生津。适用于肺胃气阴两虚所致心悸心烦，口干微热，盗汗，舌红少津。

洋参川贝梨

原料：西洋参、川贝各 3 克，雪梨 1 个。

用法：削去雪梨柄部备用，挖去其核，将西洋参、川贝放入其中，再将梨柄盖上，用牙签穿插固定，加入适量水、冰糖，放于碗中蒸熟即可。

功效：清热化痰，养阴清火。适用于阴虚肺热所致咳嗽痰黏，咽干口渴。

 洋参燕窝饮

原料：西洋参、燕窝各3克。

用法：两味同置于碗内，隔水炖熟。

功效：养阴润肺，益气补中。适用于肺阴亏虚所致盗汗、干咳等。

 西洋参散

原料：西洋参、三七各30克，丹参45克，灵芝60克。

用法：以上各味药共研为细末，装入密封瓶中贮存备用。每次3克，以温开水冲服。

功效：补气养阴。适用于肺胃气阴两虚所致胸痛心悸、口干气短等症，对于冠心病属于气阴两虚兼瘀者有效。

黄芪——补气固表，敛疮生肌

【别名】绵（黄）芪、百本等。

【**产地**】山西、黑龙江、辽宁、河北等。

【**季节**】一般 2 ~ 3 月采收。

【**性味**】性微温，味甘。

【**归经**】入肺、脾、肝、肾经。

【**养生剂量**】5 ~ 15 克。

适应证

◎饮食不振，少气乏力，便溏，久泻脱肛，便血崩漏，表虚自汗，血虚萎黄，内热消渴等。常用于糖尿病、溃疡、高血压、蛋白尿、脑血栓等。

◎水肿，小便不通。常用于急性肾炎、慢性肾炎、便秘、肺痈等。

应用

 黄芪补肺饮

原料：黄芪 30 克，麦冬 15 克，五味子、乌梅各 6 克。

用法：加适量水煎煮，沸后再煮 30 分钟，取汁以蜂蜜调服。

功效：补肺益气、养阴固表。适用于气虚阴伤、自汗口渴、久咳不止等症。

防己黄芪汤

原料：黄芪 15 克，防己 12 克，白术 9 克，炙甘草 6 克，生姜 4 片，大枣 3 枚。

用法：以水煎煮，沸后再煮 30 分钟，去渣温服。

功效：健脾补肺，固表行水。适用于疲乏无力、关节肿痛、腿足浮肿、脉浮等患者。

牛肉北芪浮小麦汤

原料：鲜牛肉 250 克，北黄芪、浮小麦各 30 克，生姜 10 克，淮山药 15 克，大枣 10 枚，味精、精盐各适量。

用法：牛肉洗净切小块；北黄芪、浮小麦、生姜、淮山药、大枣拣洗干净。牛肉与北黄芪、浮小麦、生姜、淮山药、大枣入沙锅，并加适量清水煎煮，先以武火烧沸，再以文火慢炖至牛肉烂熟，加入味精、精盐调味。食肉饮汤。

功效：益气固表，调和营卫，止自汗。适用于肺气虚卫外不固、营卫不和所致神疲气短、体怯恶风、自汗（动则尤甚）、易感冒等。

黄芪猴头汤

原料：黄芪 30 克，猴头菌 150 克，嫩鸡肉 250 克，胡椒粉 2 克，小白菜心 100 克，葱、姜、料酒、味精、盐、清汤各适量。

用法：诸味洗净。将猴头菌用温水浸泡约 30 分钟，捞出削去底部木质，切成大片（浸泡的水用纱布过滤，备用）。鸡肉切块，黄芪切成薄片，葱姜切成细节。锅烧热入油，先将黄芪、鸡块、葱、姜共煸炒，放入料酒、精盐、发猴头菌的水及少量清汤，以武火烧沸，继之以文火烧约 1 小时，再下猴头菌片煮约半小时，撒上胡椒粉。先将鸡块捞出，再捞出猴头菌片盖在上面，汤中则下小白菜心，略煮后加入味精调味即可。

功效：补益肺气，养血强身。适用于脾肺气虚所致神疲气短、形体消瘦、食欲不振等症。

🍲 黄芪糖醋鲤鱼

原料：黄芪 30 克，鲤鱼 1 尾，水发香菇、水发玉兰片各 50 克，泡辣椒 2 个，水淀粉、植物油、精盐、酱油、陈醋、白糖、大葱、大蒜、生姜、味精、黄酒、清汤各适量。

用法：将鲤鱼洗净，去鳞、鳃及内脏，鱼身两面均斜划数刀，用黄酒、酱油浸渍约 5 分钟，再用水淀粉涂在鱼身；黄芪加水煎煮 2 次，取 2 次煎汁混合，再煎煮至 30 毫升。葱切成丝、花各半，大蒜、生姜切成丝、末各半，泡辣椒去籽切丝，玉兰片、香菇也切成细丝。炒锅内倒油烧至八成热，放入鲤鱼炸至深黄色后捞出搁盘。往锅内放葱、姜末、大蒜、泡辣椒、玉兰片、香菇等，稍炒后将剩余各味调料及黄芪汁入锅，搅至汁液呈金黄色时盛出，淋于鱼面上，并将黄芪片摆在鱼上即成。

功效：补益肺气。适用于热伤肺胃、肺气不足所致神疲倦怠、气短无力、自汗畏风等症。

🌀 山药——益气养阴，补脾益肾

【**别名**】山菇、薯蓣、怀山、淮山。

【**产地**】河南、河北、山西、陕西。

【**季节**】夏秋采收。

【**性味**】性平，味甘。

【**归经**】入心、肺、脾、肾经。

【**养生剂量**】10～20克。

适应证

◎食少浮肿，少气乏力，肺虚咳喘，尿频，久泻不止，虚热劳嗽。常用于慢性支气管炎、哮喘、胃炎、糖尿病、白带异常、肺炎、慢性肾炎及诸多心血管疾病等。

应用

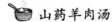 山药羊肉汤

原料：羊肉、淮山药各 200 克，葱白 30 克，姜 15 克，黄酒 220 克，胡椒粉、精盐各适量。

用法：将羊肉去筋洗净，山药去皮切片。将羊肉、淮山药同置沙锅内，加适量清水。以大火烧沸，去除浮沫，放入调料，以小火炖至羊肉酥烂关火，放凉即可食用。

功效：补益心气，滋阴养血。尤其适用于动脉硬化及心血管疾病。

山药茯苓包子

原料：面粉 200 克，山药粉、茯苓粉各 100 克，白糖 300 克，猪油、红丝、青丝各适量。

用法：山药粉、茯苓粉置于大碗中，加适量水浸糊，置于火上蒸约 30 分钟后取出，加面粉和好，发酵调碱，成软面，以白糖、猪油、青红丝作馅，捏成包子，蒸熟即成。每日 1 餐，代早点。

功效：补心益脾。适用于心脾气虚所致消渴，食少纳呆及遗尿，遗精，早泄。

糯米莲子粥

原料：山药 25 克，莲子肉（去心）20 克，糯米 50 克，

大枣 10 枚，白糖适量。

用法：将山药切细，大枣去核，与莲肉、粳米加水煮粥，临熟前加白糖调匀即可。每日早晚 2 次分服。

功效：益气养心，健脾止泻。适用于心气亏虚所致食少便溏，血虚萎黄，体倦无力，心神不宁，夜寐梦多，崩漏带下，遗精淋浊。

🍲 山药黄芪牛肉粥

原料：山药 15 克，生黄芪、浮小麦各 30 克，大枣 10 枚，粳米、牛肉各 100 克，姜、盐各适量。

用法：牛肉切片。黄芪、浮小麦、山药、大枣洗净后同入沙锅内，加适量水，煮约 30 分钟后去渣，入粳米，煮熟成稀粥，入牛肉片和姜、盐，煮至肉烂熟即可。每日分 2 次温食。

功效：益气固表，调和营卫。适用于心气不摄所致体虚自汗等。

灵芝——补气养血，养心安神

【**别名**】木灵芝、菌灵芝、仙草。

【**产地**】广泛分布于中国东部、中部、南部诸省，尤以广西最多。

【**季节**】秋季采收。

【**性味**】性平，味甘。

【**归经**】入心、肺、肝、肾经。

【**养生剂量**】6～12克。

适应证

◎虚劳咳嗽，气喘，失眠，消化不良，神经衰弱，早衰。常用于冠心病、糖尿病、高血压、慢性肾炎、慢性支气管炎、急性病毒性肝炎等。

应用

 灵芝枸杞子牛肉汤

原料：灵芝6克，枸杞子20克，牛肉150克，葱、蒜、油、盐各适量。

用法：将灵芝、枸杞子洗净；将牛肉洗净，切块。将全部用料一起放入锅内，加水煮沸，继之以文火煮2小时，调味即可。

功效：补益肝肾。适宜肝肾阴虚所致饮食不振，气喘咳嗽，早衰。无病则可强身。

灵芝银耳羹

原料：灵芝9克，银耳6克，冰糖15克。

用法：将上述各味放入沙锅内，加水适量，以文火炖2～3小时，至银耳成稠汁，取出灵芝残渣即可服用。分3次服。

功效：滋阴补肾。可治咳嗽，心神不安，失眠梦多，健忘诸症。

灵芝木耳猪肉汤

原料：灵芝、黑木耳、银耳各6克，蜜枣6枚，瘦猪肉200克。

用法：以上各味药洗净，入沙锅内，加清水浸泡半小时。猪肉洗净入锅，以武火煮沸，改用文火继续煎煮约1小时即成。取汁饮用。日服2次。

功效：滋肺补肾，活血润燥，强心补脑。适宜高血压、高血脂、冠心病患者服用。

灵芝三七瘦肉汤

原料：灵芝10克，龙眼肉15克，三七、生姜各6克，猪瘦肉50克。

用法：以上各味药分别洗净，猪瘦肉、灵芝、生姜切片，与龙眼肉、三七共入炖盅内，加开水适量，以文火隔水炖30分钟，调味后饮汤。

功效：益气养心，祛瘀止痛。适用于肝肾阴虚所致胸前闷痛，心悸气短，神疲力乏，失眠多梦。

灵芝大枣蜜

原料：灵芝20克，大枣50克，蜂蜜5克。

用法：灵芝、大枣洗净入锅，加水共煎2次，取煮液合并，加入蜂蜜再煮沸即成。

功效：滋补强壮，益肾健脑。对肿瘤细胞有抑制作用，长期饮用可防治癌症。

莲子——滋补元气，养心健脾

【别名】莲肉、莲米等。

【产地】大部分地区都有出产，尤以江西、福建、湖南为最佳。

【季节】一般在秋季采收。

【性味】性平，味甘、涩。

【归经】入心、脾、肾经。

【养生剂量】10～20克。

适应证

◎心悸气短，自汗盗汗，倦怠无力，精神萎靡，头昏耳鸣，脉象虚弱。常用于心绞痛、冠心病、心肌病、贫血、神经官能症、心律失常、高血压、失眠症等。

应用

 莲肉糕

原料：莲子、糯米各 200 克，茯苓 100 克，白糖适量。

用法：将莲子、糯米炒香，茯苓去皮，共研为细末，加白糖，拌匀后加水成泥状，放入锅中蒸熟，冷后压平、切块以供服用。

功效：滋补心气，补脾益胃。适用于脾胃虚弱，饮食不化，大便稀溏。

莲子桂圆粥

原料：无心莲子、桂圆各 15 克，粳米 100 克，大枣 10 枚。

用法：将上各味加适量水煮粥，加适量白糖服下。每日食1 次。

功效：益心宁神，养心健脾。适用于心气亏虚、心血不足所致心悸失眠、大便溏泄等症。

莲子肚片羹

原料：莲子30克，猪肚150克，黄酒5克，葱、姜各3克。

用法：莲子去心，加水蒸至酥软。将猪肚洗净切片，加姜、酒、水煮沸，去除浮沫，改用小火煮酥，放入莲子，撒上葱花和精盐、味精等调味品适量。

功效：补益心气，健脾益肾。适用于孕妇产后消化不良、脾虚泄泻、失眠多梦、心烦尿频等症。

鲜莲银耳汤

原料：鲜莲子30克，干银耳10克，鸡清汤1500毫升，料酒、精盐、白糖及味精适量。

用法：将银耳发好，放入大碗内，加清汤150毫升，蒸煮1小时左右，待银耳完全蒸透后取出。鲜莲子剥皮去心，用水氽过后，再用开水浸泡。烧开鸡清汤，加入调料，将银耳、莲子同盛在碗中，加入鸡清汤即可。

功效：滋阴润肺，补益脾气。适用于心肺气阴两虚所致心烦失眠、干咳痰少等症。无病亦能消除疲劳，增进体质。

莲子百合羹

原料：莲子（去心）、干百合各15克，鸡蛋1枚，白糖适量。

用法：莲子与百合置文火上同煮，至莲子肉烂熟，加入鸡蛋、白糖，再煮至蛋熟即可食用。

功效：养心气，安神志。适用于心肾不交所致心悸，虚烦不眠，遗精。

甘草——补脾益气，和中缓急

【**别名**】甜草根、粉草、棒草、美草、蜜草、红甘草。

【**产地**】内蒙古、陕西、甘肃。

【**季节**】秋季采收。

【**性味**】性平，味甘。

【**归经**】入心、肺、脾、胃经。

【**养生剂量**】6 ~ 10 克。

适应证

◎心胸隐痛，面色苍白，心悸怔忡，健忘，虚烦失眠，急躁易怒，盗汗，便秘。常用于心绞痛、冠心病、心脏病、心律失常、病毒性心肌炎、心肌缺血、老人虚秘等。

应用

🥣 莲心茶

原料：莲心 2 克，生甘草 3 克。

用法：以上各味药以开水冲泡，如茶饮。

功效：适用于心火上炎、焦急不眠等，对治疗高血压型心脏病有良效。

五味子——益气生津，补肾宁心

【**别名**】北五味子、辽五味子。

【**产地**】辽宁、黑龙江、吉林、河北、山东、山西等。

【**季节**】秋季果熟时采挖。

【**性味**】性温，味甘、酸。

【**归经**】入肺、肾经。

【**养生剂量**】1.5 ~ 6 克。

适应证

◎咳喘不止，心烦，心悸，失眠，多梦，易惊，健忘，盗汗，遗精。常用于神经衰弱、心绞痛、冠心病、高血压、心脏病等。

应用

 五味子酒

原料： 五味子50克，白酒500毫升。

用法： 将五味子洗净后放入装有白酒的玻璃瓶中，将瓶口密封，每日振摇1次，浸泡15日后即成。日服3次，每次服3~5毫升。

功效： 静心安神，滋补心阴。适用于神经衰弱，心烦头晕，失眠健忘。

五味子茶

原料： 五味子10克，冰糖适量。

用法： 开水冲服，代茶饮。

功效： 宁心安神。常饮可治心血管疾病，对改善高血压症状，防治冠心病均有效。

五味子苏梗人参汤

原料： 五味子5克，紫苏梗、人参各6克，白糖100克。

用法： 将三味药入锅，煎煮2次，每次加水300毫升，各煮半小时。混合2次药汁，加入白糖，分次服用。

功效：生津止渴，滋补阴虚。适用于心阴不足，肺气亏虚所致咳嗽，胸闷，口渴，倦乏。

🍲 五味子粥

原料：五味子 10 克，粳米 100 克。

用法：将五味子、粳米同放入沙锅中，以小火熬煮成粥，即可食用。

功效：益气养肝。

第三章
补血中药

血虚往往会引起头晕、心悸、失眠、精神不振等症状，影响了人们的正常生活和工作。补血又称为"养血"，补血中药大多味甘，性温或平，具有补肝养心益脾的功效，适用于治疗心肝血虚引起的面色萎黄、眩晕耳鸣、失眠健忘等症。常见的补血中药有当归、阿胶、何首乌、熟地黄、大枣等。

当归——补血活血，补益肝肾

【**别名**】秦归、云归。

【**产地**】甘肃、宁夏、四川、湖南、云南。

【**季节**】霜降前后采挖。

【**性味**】性温，味甘、辛。

【**归经**】入肝、心、脾经。

【**养生剂量**】3～6克。

适应证

◎心悸眩晕，面色萎黄，久咳气喘，虚寒腹痛，月经不调，经闭痛经，肠燥便秘，痈疽疮疡。常用于高血压、心绞痛、冠心病、脑动脉硬化、高脂血症、急性肾炎等症。

应用

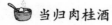 当归肉桂酒

原料：当归30克，熟地黄50克，红花15克，肉桂6克，

甜酒 1000 克。

用法：以上各味置于甜酒中浸泡 1～2 周即成。

功效：补血活血，通经止痛。适用于肝血虚弱所致有瘀滞的经闭及月经不调等。

🍲 芝麻当归粉

原料：当归、黑芝麻各 250 克。

用法：将黑芝麻、当归炒熟，共研为细末。饭后服 1 匙，每日 3 次，以温开水冲服。

功效：滋补肝肾，养血润肤。适用于血虚萎黄，心悸目眩。

🍲 当归猪骨粥

原料：当归 15 克，猪胫骨 250 克，大米 100 克，精盐适量。

用法：大米淘净备用。将猪胫骨和当归下锅同煮，水沸 1 小时后去渣取汁，加入大米煮粥，将熟时加入适量精盐，稍煮即成。

功效：补益肝肾，养血强筋。适用于各种贫血及妇女月经不调。

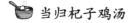 当归杞子鸡汤

原料：全当归、制何首乌、枸杞子各 15 克，鸡肉 250 克，味精、精盐各适量。

用法：鸡肉洗净切块；用纱布袋将当归、制何首乌、枸杞装好，扎紧袋口。将纱布袋和鸡块放入沙锅，加水适量同煮，先用武火烧沸，继之以文火炖煮至鸡肉熟烂。除去纱布袋，加入调料即可服用。

功效：补肝血，益肾精。适用于肝肾精血亏虚所致形体消瘦，腰膝酸软，头昏眼花，须发早白，女性月经量少色淡。

复元活血汤

原料：当归、柴胡、瓜蒌根、桃仁（酒浸）各9克，大黄（酒浸）12克，红花、甘草、穿山甲（炮）各6克。

用法：桃仁去皮尖，研如泥，其余诸味锉如麻豆大，与桃仁泥混匀，每服30克，加水一盏半，酒半盏，同煎至七分，去渣热服。饭前服用。以服用效果为度，不用尽服。

功效：活血祛瘀，疏肝通络。适用于跌打损伤，瘀血留于胁下，痛不可忍。

阿胶——补血活血，滋阴润燥

【**别名**】驴皮胶、傅致胶、盆覆胶。

【**产地**】中国北部地区均有生产，山东"东阿"为原产地。

【**季节**】全年均可加工。

【**性味**】性平，味甘。

【**归经**】入肺、肝、肾经。

【**养生剂量**】3～5克。

适应证

◎头晕耳鸣，血虚萎黄，眩晕心悸，双目干涩，面白无华，舌淡苔白，夜寐多梦，脉象虚弱，妇女可兼见月经量少、色淡，甚则闭经，常用于特发性血小板减少性紫癜、月经过多性贫血、白细胞减少症，以及虚劳咯血、吐血、便血、妊娠下血、崩漏等多种出血症。

◎温燥伤肺，干咳无痰，虚烦不眠，惊厥抽搐，常用于中风、肺气肿、便秘、风寒感冒等。

应用

 蒸阿胶

原料：阿胶 80 克。

用法：取常用黄酒浸泡的阿胶，置于大瓷碗中，隔水以武火蒸 3 小时，呈胨状时即成。日服 1～2 匙，以开水冲服。

功效： 补肝养血。适用于肝肾血虚所致妇女月经不调等症，尤其适合在冬季服用。

阿胶酒

原料： 阿胶80克，黄酒适量。

用法： 将阿胶砸碎，装入坛内，加入黄酒适量，以文火煮沸，同时向坛内续添黄酒，直至阿胶化完，药酒约有500毫升时熄火放冷，收入瓶中待服。早、中、晚各1次，每次20耀30毫升，空腹温饮。

功效： 补血止血，滋补肝肺。适用于肝血虚弱所致面色萎黄，虚劳赢瘦，眩晕心悸。

蒲黄阿胶

原料： 阿胶15克，蒲黄30克。

用法： 将阿胶捣碎，并炒至呈黄燥，将二味同研为细末。一次服5克，以温水冲服。

功效： 补益肝血，尤其适用于肝血阴虚所致出血者。

调肝汤

原料： 白芍、当归各12克，淮山药（炒）15克，山茱萸、巴戟天、阿胶（蒸兑）各10克，炙甘草5克。

用法： 以上各味药加水煎煮，沸后再煎半小时。日服2次。

功效： 益肝肾，调经血。适用于肝肾精血亏虚所致腰膝酸软，头晕耳鸣，月经量少色淡，经期小腹疼痛。

何首乌——益肝养血，补肾润肠

【**别名**】赤首乌、首乌、红内消、铁秤砣。

【**产地**】全国各地。

【**季节**】4～5月，或10～11月采挖。

【**性味**】性温，味甘、苦、涩。

【**归经**】入肝、肾经。

【**养生剂量**】5～10克。

适应证

◎腰膝酸软，头晕耳鸣，心悸失眠，面色萎黄，手足发麻，舌质淡，苔薄白，脉沉细，男子阳痿，女子月经量少。常用于慢性肾炎、慢性肾衰竭、肾病综合征、慢性肝炎、肝硬化、腰肌劳损、围绝经期综合征、尿崩症等。

应用

治头发早白方

原料： 制首乌 20 克，生地 15 克。

用法： 以上各味药加水适量，煎煮 40 分钟后即可服用。日服 1 剂。

功效： 对治疗头发早白有良效。

七宝美髯丹

原料： 赤首乌、白首乌、赤茯苓、白茯苓各 500 克，枸杞子、牛膝、菟丝子、当归各 400 克，补骨脂 200 克。

用法： 将上述所有药材共研成细末，以蜂蜜调和成梧桐子大小的丸，共 150 丸，每日 3 丸。

功效： 补肾健脾，滋阴养血。适用于气血不足、肾气虚弱所致的须发早白，腰膝酸软，头晕耳鸣。

首乌延寿丹

原料： 首乌、稀莶、菟丝子、生地、桑椹各 12 克，杜仲、女贞、旱莲、金银各 9 克，牛膝、桑叶、黑芝、金樱各 6 克。

用法： 以上各味药加水适量，煎煮 40 分钟后即可服用。

功效： 补肝肾，益精血。适用于老年人腰膝酸软，须发早白、稀疏脱落，头晕眼花，耳鸣重听。

🍲 何人饮

原料： 何首乌 9 ~ 30 克，当归 6 ~ 9 克，人参 9 ~ 30 克，陈皮 6 ~ 9 克，煨生姜 3 片。

用法： 以上各味药加水 400 毫升，煎至 320 毫升，如用于疟疾，可于发前 4 ~ 6 小时温服之。

功效： 补气血，截虚疟。适用于气血两虚，面色萎黄，形体消瘦，倦怠乏力，食少自汗，舌淡，脉缓大而虚，疟疾久发。

熟地黄——滋阴养血，益精填髓

【**别名**】熟地。

【**产地**】主要产于中国北方，以河南省焦作最为有名。

【**季节**】11 月时采收。

【**性味**】性微温，味甘。

【**归经**】入肝、肾经。

【**养生剂量**】5 ~ 10 克。

适应证

◎头晕眼花，倦怠无力，失眠健忘，气短，心悸心惊，唇甲舌淡，脉细弱。常用于冠心病、风湿性心脏病、月经不调、神经衰弱、心律失常等。

应用

🍲 人参养荣汤

原料：人参、白术、黄芪、当归、桂心、陈皮、炙甘草各50克，白芍150克，熟地、五味子、白茯苓各37克，制远志25克。

用法：以上各味研为粗末。每服20克，加生姜3片，大枣2枚，加水适量煎煮40分钟左右即成。

功效：补养营血。适用于心血亏虚所致惊悸，气乏，瘦弱无力。

🍲 熟地猪蹄煲

原料：猪蹄500克，油菜100克，熟地20克，酸枣仁10克，葱、姜各10克，料酒、精盐、味精、胡椒粉、清汤、芝麻油适量。

用法：猪蹄洗净，劈开，斩块，入沸水焯透捞出。将熟地、酸枣仁装入药包。沙锅内放入清汤、料酒，入药包后烧开，再入猪蹄块、葱段、姜片烧沸，以文火煲至猪蹄熟烂，拣出葱、姜、药包。油菜从中间顺长剖开，入锅，加精盐烧开，炖至熟烂，加味精、胡椒粉，淋芝麻油，即成。

功效：补血滋阴，宁心安神。适用于妇女围绝经期综合征月经紊乱，心悸心烦，眩晕，失眠多梦，宫冷干燥。

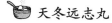 **天冬远志丸**

原料：天冬、远志、地黄各 60 克，茯苓 70 克。

用法：以上四味烘干，研为细末，炼蜜为丸。每次 10 克，日服 3 次，以温开水或温酒送服。

功效：养阴血，强心志。适用于心阴血亏所致心悸心烦，失眠多梦，神经衰弱，癔症。

熟地当归酒

原料：熟地、当归、黄芪、白术各 30 克，川芎、白芍各 20 克，香附 15 克，白酒 1500 毫升。

用法：以上各味研为细末，装入纱布袋中，扎紧袋口后置于酒坛中后密封浸泡，每天轻摇 1 次，15 天后即可服用。日服 2 次，每次 15～20 毫升。

功效：补益气血。适用于血虚气弱所致的妇女月经不调，痛经，食欲不振，神疲乏力。

大枣——养血安神，益气和胃

【**别名**】大枣、干枣、良枣。

【**产地**】山西、河北、四川、贵州。

【**季节**】秋季采收。

【**性味**】性温，味甘。

【**归经**】入心、脾、胃经。

【**养生剂量**】10～20克。

适应证

◎内心烦躁，精神失常，抑郁，悲伤欲哭，失眠，神经衰弱，饮食不振等。常用于慢性肝炎、贫血、高血压、心脏病、甲状腺功能亢进、低血糖等。

◎食少便溏、乏力无神、心悸怔忡、脉细无力等。常用于慢性肝炎、肝硬化、贫血、围绝经期综合征、高血压以及大出血后等。

应用

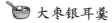 大枣银耳羹

原料： 大枣 15 克，银耳 25 克，莲子、枸杞子各 10 克，粳米 100 克，白糖 10 克。

用法： 将干银耳、莲子、枸杞、大枣（去核）洗净后泡软；将粳米洗净，以冷水浸泡半小时后沥干。将粳米、大枣、莲子、枸杞置入锅中，加入约 1000 毫升清水，用旺火烧沸后转至小火煮至八分熟。加入银耳和白糖烧煮。冷却后即可服用。

功效： 健脾生血。适用于心血虚弱所致贫血、肝炎、血小板减少、消化不良等。

甘麦大枣汤

原料： 大枣 9 枚，炙甘草 12 克，浮小麦 18 克。

用法： 以水 6 升，将 3 味原材以小火煎煮，取 3 升，早晚温服。

功效： 益心安神，和中缓急。适用于心血不足所致精神恍惚，心神不宁，神经衰弱，失眠健忘。

小麦大枣粥

原料： 大枣 5 枚，龙眼肉 15 克，小麦 50 克，粳米 100 克。

用法： 大枣洗净、龙眼肉切粒、小麦洗净后加水浸泡、

粳米洗净，将四味放入沙锅中共煮。起锅时可加入白糖调味。

功效：养心益肾，补血安神。适用于心血不足所致怔忡不安，失眠烦热，自汗盗汗。

猪心大枣汤

原料：猪心1个，大枣15枚，味精、精盐各适量。

用法：猪心剖开、洗净、切片，大枣洗净去核。二味入沙锅加适量水同煮，先以大火烧沸，继之以小火慢炖至枣、猪心熟烂，加入精盐、味精即成。

功效：养心安神，补血养血。适用于心血亏虚所致心悸失眠，记忆衰退，面色不华。

益母草泡大枣

原料：益母草20克，枣（鲜）100克，红糖20克

用法：将益母草、大枣分放于两碗中，各加650克水，浸泡半小时；将泡过的益母草倒入沙锅中，大火煮沸，改小火煮半小时，用双层纱布过滤，约得200克药液，为头煎。药渣加500克水，煎法同前，得200克药液，为二煎；合并两次药液，倒入煮锅中，加大枣煮沸，倒入盆中，加入红糖溶化，再泡半小时即成。

功效：此汤药具有温经养血，去瘀止痛的功效。适用于血

虚寒凝型月经后期者。

桂圆肉——益气养血，益脾开胃

【别名】龙眼肉、龙眼干、龙目、比目等。

【产地】广东、广西、福建、台湾。

【季节】7～8月采收。

【性味】性温，味甘。

【归经】入心、脾经。

【养生剂量】15～30克。

适应证

◎心悸，失眠，健忘。常用于心脏病、冠心病、年老体衰等。

◎心悸失眠，面色萎黄，头晕目眩，气短乏力。常用于心脏病、冠心病、心律失常、高脂血症、肾炎等。

应用

 玉灵膏

原料： 龙眼肉 250 克，西洋参 15 克，白糖适量。

用法： 将桂圆捣烂如泥，西洋参研为细末，加入白糖拌匀，置于密封的瓷质容器内，放在锅中用文火蒸 2 小时即成。早晚服用 1 匙，以开水送服。

功效： 补气血，益心脾，益智安神。适用于心脾劳伤，失眠多梦，心悸头晕，饮食欠佳。

桂圆醴

原料： 桂圆肉 200 克，60 度白酒 500 毫升。

用法： 将桂圆肉浸泡于白酒之中，密封半月后每日少量饮之。

功效： 补心气，助精神。适用于虚劳衰弱、失眠健忘、惊悸等症。

心脾双补汤

原料： 龙眼肉 15 克，莲子 30 克，大枣 10 个。

用法： 以上材料共入沙锅中，加水适量煎汤服。

功效： 补脾，养心，安神。适用于心脾两虚所致心悸怔忡、食欲不振、自汗等。

桂圆鸡

原料： 净桂圆肉 250 克，肥仔鸡 1 只。

用法： 桂圆肉洗净，鸡宰杀后去毛、去杂、去爪，入沸水中略烫，捞出再用清水冲洗。沙锅内加入清水、仔鸡及料酒，快熟时加入桂圆肉、白酱油、精盐，用小火炖约 30 分钟即成。

功效： 补心脾，益气血。适用于气血虚弱、脾虚泄泻所致久病体虚、水肿、遗精、产后乳少等病症。无病常食亦可滋养强壮。

龙眼莲子汤

原料： 龙眼肉 15 克，去心莲子肉 12 克，芡实、茯神各 10 克。

用法： 以上各味药加水适量煮约半小时，熟后服用。每日 2 次。

功效： 补心脾，安心神。适用于心脾气血虚弱所致心悸、头晕、健忘、失眠等。

桂圆鸡蛋汤

原料： 桂圆 50 克，鸡蛋 2 枚，红糖适量。

用法： 桂圆去壳留肉，倒入温开水，加红糖适量，然后将鸡蛋打入，置锅内蒸 10 至 20 分钟至蛋熟即可。鸡蛋、桂圆连汤服下，每日 1 耀 2 次。

功效： 补心脾，益气血。适用于心脾两虚所致面色萎黄、心悸怔忡、倦怠乏力、失眠健忘等。

白芍——养血调经，平肝敛阴

【**别名**】（白）芍药。

【**产地**】东北、河北、陕西、内蒙古、山西、甘肃。

【**季节**】5 月采挖。

【**性味**】性凉，味苦、酸。

【**归经**】入肝、脾经。

【**养生剂量**】10 ～ 15 克。

适应证

◎头晕头痛，胸胁疼痛，腹痛，痢疾，月经不调，崩漏，带下，脉弱。常用于缺铁性贫血、产后血虚、闭经、紫癜、胆囊炎、肝炎等症。

应用

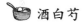 酒白芍

原料： 白芍、黄酒按 10 ∶ 1 的量配置。

用法： 将白芍洗净切片，以黄酒喷洒，润后放锅内炒至微黄色即可食用。

功效： 柔肝养血，止痛敛阴。尤其适用于肝血不足所致妇女月经不调等症。

 芍药甘草粥

原料： 白芍 30 克，甘草 10 克，粳米适量。

用法： 白芍、甘草加水适量同煎，沸后再煮 30 分钟，取汁与粳米共煮成粥。

功效： 养血补肝。适用于肝血不足所致筋脉拘急，胃脘、两肋疼痛等。

 白芍甘草散

原料： 白芍 30 克，甘草 15 克。

用法： 以上各味药研为细末。每 30 克加水 100 毫升，煎煮 5 分钟即可服用。

功效： 滋阴补肝，养血清热。适用于肝阴血虚所致口咽干燥，五心烦热诸症。

神效黄芪汤

原料： 黄芪 100 克，白芍、甘草（炙）各 50 克，人参 40 克，陈皮 25 克，蔓荆子 5 克。

用法： 以上六味捣末，每服 25 克，以水 2 盏，煎煮至 1 盏，去渣取汁，温服。

功效： 补肝益血，和血明目。适用于全身或头面手足麻木，两目紧缩、畏光、隐涩难开，视物不明，目中火热或睛痛昏花。

鸡血藤——通筋活络，补血养血

【**别名**】血藤、血风、血风藤、九层风。

【**产地**】广东、广西、云南。

【**季节**】深秋采收。

【**性味**】性温，味甘、苦。

【**归经**】入肝、肾经。

【**养生剂量**】15 ～ 30 克。

适应证

◎四肢麻木，腰膝酸痛，风湿痹痛，瘫痪，经闭，月经后期，痛经。常用于再生障碍性贫血、血凝血滞、白细胞减少症、高血压、心脏病、高脂血症、动脉硬化等。

应用

 鸡血藤糖浆

原料：鸡血藤 500 克，蔗糖 850 克。

用法：将鸡血藤加水煎煮 3 小时，冷却后再煮 2 小时，将两次煎液浓缩至约 500 毫升，冷后取上清液，煮沸后加入蔗糖（可加适量防腐剂）搅溶，继之煮 20 分钟，之后热滤，再加水至 1000 毫升即得。每日 3 次，每次 10 毫升，口服。

功效：滋肾补血。适用于肾血虚弱所致月经不调，面色萎黄，麻木瘫痪，风湿痹痛。

鸡血藤汤

原料：鸡血藤、半枫荷、当归、枫香寄生、海风藤、豆豉姜各 15 克，牛膝 9 克。

用法：以上各味药加水适量煎煮，沸后再煎 30 分钟，即成。每日 1 剂，日服 2 次。

功效：补气养血，填精补髓。适用于精髓不足，气血亏虚所致腰膝酸软，风湿痹痛。

🍲 鸡血藤大枣饮

原料： 鸡血藤 100 克，鸡蛋 2 个，大枣 10 枚。

用法： 以上各药味加水 8 碗，煎取大半碗，当鸡蛋熟后，去壳，放入汤中再煎。同服鸡蛋及药汤。日服 1 剂。

功效： 生血活血，滋补肾精。用于治疗再生障碍性贫血等症。

🍲 鸡血藤膏

原料： 鸡血藤 4800 克，冰糖 2400 克。

用法： 鸡血藤加适量水煎 3 ~ 4 次，每次 40 分钟，取汁过滤，合并汤液，以文火熬煎浓缩，加冰糖，至成稠膏即成。每服 15 ~ 24 克，以温开水冲服。

功效： 补血行血，疏经活络。适用于肾虚血亏所致筋骨酸痛，手足麻木，月经量少。

第四章
滋阴中药

　　阴虚指的是精血或津液亏损，阴虚会造成人体营养不良，严重影响人体健康。滋阴中药大多味甘，性寒，能补阴、滋液、润燥，治疗阴虚液亏导致的手足心热、盗汗、咳嗽无痰、心烦气躁、形体消瘦、舌红少津等症。常见的滋阴中药有百合、枸杞子、黄精、银耳、黑芝麻等。

枸杞子——滋补肝肾，明目润肺

【别名】枸杞菜、狗牙子、狗牙根、狗奶子、牛右力、红珠仔刺。

【产地】宁夏、新疆、内蒙、甘肃、青海等。

【季节】夏秋两季采收。

【性味】性平，味甘。

【归经】入肝、肾经。

【养生剂量】5～10克。

适应证

◎倦怠无力，气短，心悸失眠，视力衰退，小便不畅，腰痛，咳喘不止。常用于肾功能不全、糖尿病、肾炎、肺炎等。

◎头晕盗汗，迎风流泪，潮热骨蒸，阳痿遗精，伤津口干。常用于慢性肝炎、肾炎、胃炎、男性不育等。

应用

 枸杞子丸

原料： 枸杞子、白茯苓、黄芪、牡蛎（烧为粉）各30克，鸡内金（微炙）、麦门冬（去心焙干）各45克，栝楼根、桑螵蛸（微炒）、车前子各22克，泽泻、牡丹、山茱萸各15克。

用法： 将上述药材共研为细末，炼蜜和丸如梧桐子大小即可。

功效： 补肾明目，强健筋骨。适用于肾经虚损所致眼目昏花，劳伤虚损。

 枸杞子酒

原料： 枸杞子200克，白烧酒500克。

用法： 将枸杞子洗净切碎，置入白烧酒之中，加盖密封。每日摇动一次，浸7日后去渣即成。每日晚餐前或临睡前服用，以10～20克为宜。

功效： 益精气，抗早衰。适用于肝肾亏损所致的早衰，筋骨无力，面色苍白。

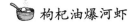 **枸杞油爆河虾**

原料： 枸杞子30克，河虾500克，葱、姜、白糖、料酒、精盐、味精、清汤、香油各适量。

用法：枸杞洗净，一半加水煎煮，取浓缩汁15毫升，另一半置于小碗内，上笼蒸熟。河虾去虾须，沥干。将炒锅烧热，入油，烧至八分热时，分两批入虾，炸至虾壳发脆后捞出，沥干。锅内入除香油以外诸味调料及枸杞浓缩汁，煮沸。稍稠后投入虾和蒸熟枸杞子，加入香油即成。

功效：温补肝肾，助阳益气。适用于肝肾虚寒，遗精，早泄，小便频数或失禁。

枸杞茶

原料：枸杞子、白菊花、精盐各10克，红茶1克。

用法：将盐炒热，加入枸杞子炒至发胀，筛去盐留枸杞子。以开水冲泡，代茶饮。

功效：养肝明目，疏风清热。适用于肝肾气虚所致视力衰退，目眩，夜盲症。

大补元煎丸

原料：当归、枸杞、熟地黄各9克，人参、山药（炒）、杜仲、炙甘草各6克，山茱萸3克。

用法：上述各味碎为细粉，每10克药粉加炼蜜5～6克和水适量，成丸干燥后即成。口服，一次9克，一日2次。

功效：滋补肝肾，益气养血。适用于肝肾不足，气血两亏所致四肢酸软，神疲心悸，健忘，头晕目眩。

百合——养阴润肺，清心安神

【别名】野百合、喇叭筒、药百合。

【产地】全国各地均产，以湖南所产为佳。

【季节】鳞茎2年后秋季采收。

【性味】性平，味甘。

【归经】入肺、心经。

【养生剂量】5～15克。

适应证

◎肺虚有热，干咳少痰，痰中带血，咳声嘶哑，午后发热，手足心热。常用于肺结核、支气管炎、扁桃体炎、百日咳、糖尿病等。

◎胃脘疼痛，胃部嘈杂，饥不欲食，大便干结。常用于胃炎、肺结核、糖尿病等症。

应用

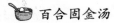 百合固金汤

原料: 百合、芍药(炒)、甘草、桔梗、玄参各 3 克,熟地黄、当归各 9 克,生地黄 6 克,贝母、麦冬各 5 克。

用法: 以上各味药加水煎煮,沸后再煎 30 分钟。日服 2 次。

功效: 养阴润肺,化痰止咳。主治肺肾阴虚、虚火上炎所致咽喉燥痛,咳痰带血,手足心热,舌红少苔,脉细数。

百合知母汤

原料: 百合 7 枚(擘),知母 9 克(切)。

用法: 百合洗净,浸一晚,撇去浮沫,倒水,另以清水 400 毫升煎煮,取汁 200 毫升;另取清水 400 毫升,煎煮知母,取汁 200 毫升。两汁混和,煎取 300 毫升。分温二服。

功效: 清热养阴。适用于肺胃阴虚所致发汗,心烦口渴。

百合粳米粥

原料: 百合、粳米各 50 克,杏仁(去尖)10 克,白糖适量。

用法: 以上各味药洗净,以水煎煮,直至粥成,加入白糖。早晚各服一次。

功效: 滋阴润燥。适用于肺燥咳嗽诸症。

百合甲鱼大枣汤

原料: 百合 50 克,甲鱼 500 克,干大枣 30 克,冰糖 15 克。

用法：甲鱼宰杀后斩头、足，剖开龟壳，去内脏，洗净，并切成4块。百合入清水泡发，洗净。大枣洗净去核。龟肉入锅，加入清水适量，煮沸后捞出洗净，再放入沙锅。锅内加入百合、大枣，同煮至龟肉烂熟，加入冰糖稍煮即成。

功效：补虚养身，滋阴润肺。适用于贫血，体质虚弱，饮食不调。

百合麦冬汤

原料：百合30克，麦冬15克，猪瘦肉50克，调料适量。

用法：百合、麦冬、猪瘦肉洗净，同置锅中，加水适量，煲汤至熟，加调味品即可服用。

功效：润肺降气，滋阴养胃。适应肺胃阴虚所致体内燥热，呃逆。

黄精——补肝滋肾，气阴双补

【**别名**】黄鸡、鸡头根、老虎姜、仙人饭。

【**产地**】贵州、河北等省。

【**季节**】春秋两季采挖。

【**性味**】性平,味甘。

【**归经**】入肺、脾、肾经。

【**养生剂量**】5 ~ 10 克。

适应证

◎早衰,头晕,腰膝酸软,身体消瘦,须发早白,遗精,大便干结,舌尖红,脉细数。常用于慢性肾炎、肾虚、性功能衰退、阳痿早泄、慢性肝炎等。

◎干咳少痰,劳嗽久咳,面色萎黄,倦困乏力,口渴多饮,失眠,心慌,心烦。常用于肺结核、咳嗽、糖尿病、高脂血症、高血压、冠心病、心绞痛、病后体弱诸症。

应用

黄精枸杞丸

原料:黄精、枸杞子等份。

用法:上两味研为细末,捏作饼子,干后捣为末,炼蜜为丸,如梧桐子大小。每服 50 丸,空腹时以温水送服。

功效:滋肾固精。此方大补精气。

黄精甘草饮

原料:黄精 15 克,野蔷薇果 9 克,生甘草 6 克。

用法： 以水煎煮，沸后再煎半小时，取汁代茶饮。

功效： 滋阴益气。适用于气阴两虚所致失眠、心慌诸症。

黄精山药饮

原料： 黄精、山药各 15 克。

用法： 以水煎煮，沸后再煎半小时，取汁代茶饮。

功效： 滋阴补肾，强身健体。尤其适用于糖尿病患者。

黄精炖猪肉

原料： 黄精 10 克，猪瘦肉 100 克，料酒、淀粉、酱油及其他调料各适量。

用法： 猪肉洗净切丝，加料酒、淀粉、酱油勾芡。黄精加水煮沸，下猪肉丝。将沸时入调料再煮沸，即可吃肉饮汤食黄精。日服一剂。

功效： 滋补肾阴。尤其适用于肾阴亏虚所致身体消瘦等。

九转黄精膏

原料： 黄精、当归各等分，总量适中。

用法： 二味加水适量，沸后再煮半小时，取浓汁，加蜂蜜适量，煎沸即可服用。每次吃 1～2 匙。

功效： 补益脾肾，益精血。适用于精血不足，早衰白发及老人身体虚弱。

🍲 黄精狗脊炖母鸡

原料: 黄精30克,狗脊15克,当归30克,鸡血藤30克,党参30克,老母鸡1只,盐适量。

用法: 老母鸡宰杀,去毛、肠杂,洗净,烫去血水;当归、鸡血藤、党参、黄精、狗脊用纱布包好,与老母鸡同放入沙锅,加适量清水,武火煮沸后,转文火煮至鸡肉熟烂脱骨,加盐调味即可。吃肉喝汤。

功效: 补肝肾,益气血。适用于产后气血虚弱,全身关节疼痛,肢体酸痛,麻木,头晕,心慌。

🌀 天门冬——滋阴润燥,清肺降火

【别名】天冬、天冬草、丝东、赶条蛇、倪铃、万岁藤。

【产地】贵州、重庆、浙江。

【季节】立秋后采挖。

【性味】性凉,味甘。

【归经】入肺、肾经。

【养生剂量】10 ~ 15克。

适应证

◎燥热咳嗽，劳嗽咳血，干咳痰黏，痰中带血，咽喉肿痛，声音低哑，食欲不振，消渴便秘。常用于肺结核、支气管炎、扁桃体炎、白喉、百日咳、糖尿病等。

◎耳鸣晕眩，腰膝酸痛，潮热盗汗，遗精。常用于功能性子宫出血、乳腺增生等症。

应用

 天冬汤

原料：天门冬、紫菀（去苗及枯燥者，焙）、知母（焙）各 30 克，桑白皮、五味子、桔梗各 15 克。

用法：将上述各味研为细末。每服 15 克。以适量煎煮，煮至一半后去渣温服。

功效：清肺润燥。适用于阴虚肺燥所致干咳痰黏，咳血，咽干口渴。

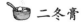 二冬膏

原料：天冬、麦冬各 500 克。

用法：将以上二味加水煎煮，第一次煎煮 3 小时，后两次各 2 小时，合并煎液，滤液成膏。每 100 克膏加炼蜜 50 克，混匀即得。1 日 2 次，每次 10 克，口服。

功效： 养阴润肺。用于肺阴不足所致干咳痰少，痰中带血，咽喉肿痛。

🍲 天冬萝卜汤

原料： 天冬 15 克，萝卜 300 克，香菇 20 克，火腿 150 克，胡椒粉、葱、精盐、味精各适量。

用法： 将天冬洗净切片，煎煮取汁；萝卜洗净切丝；香菇以水浸胀，切丝；火腿以开水氽过，切片。将香菇、火腿片放入锅内，加水煮至香气溢出，入萝卜丝、天冬汁，继续煮至萝卜烂熟。加上述调味品即可服用。

功效： 滋阴润肺。适用于肺阴亏虚所致气短咳嗽，神疲乏力，口干舌燥。无病常服亦可抗衰老、减肥。

🍲 地黄天冬酒

原料： 生地 500 克，天门冬 250 克，生姜 150 克，米酒 2500 毫升。

用法： 生地洗净，生姜、天冬去皮，尽皆切碎，捣成泥，置于装有米酒的小坛中，密封保存。坛置锅中隔水煮 1～2 小时，冷后浸泡 5 天即成。日服 50～60 毫升，分次温服。

功效： 滋阴补肾，益胃生津。适用于虚劳无力，饮食不纳，面色无华。

女贞子——补肝滋肾，清热明目

【**别名**】冬青子、女贞实。

【**产地**】浙江、江苏、湖南等。

【**季节**】果熟时采摘。

【**性味**】性平，味苦、甘。

【**归经**】入肝、肾经。

【**养生剂量**】6 ~ 12 克。

适应证

◎头痛晕眩，心烦耳鸣，饮食不振，身体虚弱，腰膝酸软，牙齿松动，须发早白，自汗盗汗，视力减退，口干舌燥，神经衰弱，遗精，月经不调，舌质红，脉细数。常用于慢性肝炎、肝硬化、胃炎、高血压、糖尿病、视神经炎、白血病、甲状腺功能亢进、早衰等症。

应用

 女贞子酒

原料： 女贞子 200 克，白酒 500 毫升。

用法： 女贞子蒸熟并晒干后放入装有白酒的酒瓶中，加盖密封，每日摇晃一次，7 天后即可服用。

功效： 补肝益肾，滋阴活血。适用于肝肾阴虚所致肌肤干燥，过早衰老。

女贞子膏

原料： 女贞子 500 克，蜂蜜适量。

用法： 将女贞子放入锅内，加水以文火煎煮 30 分钟，去渣后加入蜂蜜成膏即可。每日 2 次，每次 20 毫升。

功效： 滋补肝肾，活血清火。适用于肝肾阴虚所致动脉硬化等症。

女贞子蜂蜜饮

原料： 女贞子 20 克，蜂蜜 30 克。

用法： 将女贞子放入锅中，加水适量，沸后以文火煎煮 30 分钟，去渣取汁，调入蜂蜜即可。上下午分服。

功效： 补益肝肾。适用于肝肾阴虚所致身体虚弱，腰膝酸软，遗精，便秘。

🍲 **女贞山药甲鱼汤**

原料：女贞子、熟地黄各 15 克，淮山药、枸杞子各 30 克，甲鱼 1 只，生姜、葱、味精、精盐适量。

用法：甲鱼去头、内脏，刮洗干净；淮山药、枸杞子、熟地黄、女贞子均洗净，以纱布袋装好扎紧袋口后纳入甲鱼腹中，然后将甲鱼入沙锅，加清水、生姜、葱段适量。先以武火烧沸，继以文火慢炖，直至甲鱼熟烂时将药袋拣除，加入味精、精盐调味即可服用。

功效：滋阴补血，补益肝肾。适用于肝肾阴虚所致腰膝酸软，头晕目眩，梦遗滑精，须发早白，月经量少且色暗。

🍲 **女贞枸杞兔肝汤**

原料：女贞子、枸杞子各 15 克，兔肝 2 个，味精、精盐适量。

用法：前二味洗净，入沙锅，加水适量，煎沸后再煮半小时，取汁；兔肝洗净切片，入药汁中蒸煮，熟后加入味精及精盐调味即可服用。

功效：滋补肝肾，明目乌发。适用于肝肾阴虚所致腰膝酸软，须发早白，头晕眼花。

石斛——养胃生津，滋阴清热

【别名】细石斛、金钗石斛、铁皮石斛、黄草。

【产地】广西、广东、贵州、云南、浙江。

【季节】秋季采摘。

【性味】性寒，味甘、淡。

【归经】入胃、肺、肾经。

【养生剂量】3 ~ 5 克。

适应证

◎口干烦渴，干呕少食，饮食不香，胃脘作痛，大便干结，舌光少苔。常用于慢性胃炎、慢性肝炎、胃癌、糖尿病等。

应用

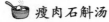 瘦肉石斛汤

原料：瘦猪肉 100 克，石斛、芦根各 30 克。

用法：将石斛、芦根、猪肉切块后一齐放入沙锅内，加清

水适量以武火煮沸，继之以文火煮 2 小时，调味即可服用。

功效：养阴止渴。适用于胃阴不足所致多食易饥，口干舌燥，大便干结。

🥘 **石斛麦冬饮**

原料：石斛、麦冬、谷芽各 10 克。

用法：上述诸味以沸水浸泡，代茶服用。

功效：养阴清热，益胃生津。适用于阴虚胃热所致呕逆少食，咽干口渴。

🥘 **石斛玄参饮**

原料：石斛、玄参各 15 克，麦冬、山楂各 12 克，白芍 9 克。

用法：以上各味药以水煎煮，沸后再煮 30 分钟，每日 1 剂。

功效：滋补胃阴。适用于胃酸缺乏症。

🥘 **石斛白蜜汤**

原料：石斛、谷芽、白蜜各 30 克，南沙参 15 克。

用法：石斛、谷芽、沙参加水煎煮，熟后以白蜜和匀。日服 1 剂，上、下午服用。

功效：滋阴清热，益胃生津。适用于胃阴亏虚所致食欲不振，胃脘疼痛，腹胀。

🥘 **石斛蔗浆饮**

原料：石斛 30 克，甘蔗 500 克。

用法：石斛加水煎煮，沸后再煮 30 分钟后取汁。甘蔗去皮、切碎、绞汁。两汁混合饮用。

功效：养阴清热，益胃生津。适用于口渴烦热，舌红，少苔。

银耳——滋阴润肺，养胃生津

【**别名**】银耳、雪耳。

【**产地**】浙江、福建、江苏、江西、安徽等。

【**季节**】春、秋采收。

【**性味**】性平，味甘、淡。

【**归经**】入肺、胃经。

【**养生剂量**】5 ~ 10 克。

适应证

◎饮食不下，少气乏力，心悸气喘，便溏泄泻，脉虚，畏风自汗。多见于肺源性心脏病、冠心病、心律失常、高血压、血管硬化、胃炎等。

应用

 银耳莲子粥

原料：银耳、莲子、糯米各 30 克。

用法：将银耳水发，将三味入锅加水，以文火熬煮至粥黏稠即可。

功效：养心安神，滋阴润燥。适用于气阴两虚引起的心慌气短，失眠。

银耳燕窝羹

原料：银耳 20 克，燕窝 10 克，冰糖适量。

用法：将银耳用清水浸泡 1 小时左右；将燕窝洗净后放入热水中浸泡数小时，择去毛绒，再放入热水中泡 1 小时左右。将银耳、燕窝、冰糖置于盖碗中隔水炖熟即可服用。

功效：养心安神。适用心肺阴虚所致支气管炎、肺心病、高血压、冠心病等，夏季服用。

银耳莲子羹

原料：银耳 25 克，莲子（去心）150 克，冰糖 200 克，桂花少量。

用法：莲子以水泡涨发，再以温水微泡 2 ~ 3 遍，盛碗，加开水，漫过莲子即可，上笼蒸 50 分钟后取出。银耳以温水泡软发涨，洗净去蒂，撕成小瓣，上笼蒸熟。锅内加水 1500

毫升，入冰糖、桂花蒸煮，沸后撇去浮沫，将银耳放入稍烫，装入大碗中，再把莲子滗掉原汤，也入大碗。将冰糖、桂花汁浇在碗中即可。

功效：养阴润肺，清心安神。适用于心阴不足所致心烦失眠，口干舌燥，饮食不纳。无病常服亦可促进食欲，增强体质，消除疲劳。

银耳鸡泥

原料：银耳(水发)30克，鸡肉45克，鸡蛋清60克，鸡油30克，牛奶、鸡清汤各90毫升，料酒6毫升，姜汁3毫升，葱丝3克，水淀粉6克，盐、味精各适量。

用法：银耳摘选洗净，挤干后撕成小块，加料酒、姜汁各一半，泡2分钟后沥干。鸡肉剔筋，在水中浸泡约20分钟后捞出，砸成细泥，同时加入牛奶6毫升，将鸡泥和银耳拌匀。将鸡蛋清打成泡沫状糊，分2次均匀掺入鸡泥银耳中。锅内加水2000毫升，烧沸后熄火，将鸡泥银耳拨成椭圆形片（长6厘米，宽3厘米，厚0.5厘米），逐片下入锅中，开火继续煮，水将开时熄火，将鸡泥银耳片稍翻身，再开火烧开，捞出后稍晾，并依次码在盘中成圆形。锅中入鸡油，开旺火，至四五成热时下剩余葱丝煸炒，入剩余料酒，倒入鸡汤，将葱捞出。继续烧开并煮1分钟，将汤沥出约剩 1/3，加入剩余牛奶、姜汁及味精，汤将沸时，淋入水淀粉勾芡，继之淋入鸡油，烧煮后停火，将其淋在鸡泥银耳片上，即成。

功效：滋阴养心，润肺止咳。适用于心肺阴虚所致咳喘不止，心烦气短，舌红无苔。无病服用也可强健体魄。

黑芝麻——养阴润燥，滋补肝肾

【别名】胡麻、脂麻、巨胜子。

【产地】全国各地均有栽培。

【季节】秋季种子成熟时采摘。

【性味】性平，味甘。

【归经】入脾、肝、肾经。

【养生剂量】3～10克。

适应证

◎头痛晕眩，心烦耳鸣，饮食不振，身体虚弱，腰膝酸软，牙齿松动，须发早白，口干舌燥，大便干结，月经不调，舌质红，脉细数。常用于慢性肝炎、肝硬化、高血压、糖尿病、贫血、便秘、甲状腺功能亢进、早衰、产后乳汁不足等症。

应用

黑芝麻桑椹糊

原料：黑芝麻100克，桑椹150克，大米50克，白糖适量。

用法：将黑芝麻、桑椹、大米分别洗净，一同捣成米浆。往沙锅内加入3碗清水，煮沸后加入白糖，再将米浆调入，煮成糊状即成。

功效：补肝肾、润五脏。适用于肝肾阴亏所致虚赢，须发早白，眩晕。

黑芝麻核桃散

原料：黑芝麻、核桃仁各500克，大枣若干。

用法：上两味研为细末，将大枣洗净。每日服用3次，每次20克，以温开水冲服，同时嚼服大枣7枚左右。

功效：滋补肝肾，养阴润燥。常服可治诸种肝肾病。

芝麻兔肉

原料：黑芝麻30克，兔子1只，葱、姜、花椒、芝麻油、卤汁、精盐、味精各适量。

用法：兔子去皮、剁爪、掏杂，冲洗干净后入沸水焯去血水；黑芝麻淘净炒香；葱姜洗净，葱切段、姜拍破。锅内加适量清水，沸后入姜、葱、花椒、精盐等，再下兔子肉，煮至半熟时即捞出晾凉，扬汤不用。将卤汁入锅烧沸，入兔肉卤透，捞出晾凉，切成小方块，入盘。香油内加入味精，调匀后淋于兔肉上，同时撒入黑芝麻即可。

功效：滋阴润燥，补肝益肾。适用于肝肾阴精亏虚所致形体消瘦，腰膝酸软，须发早白，步履艰难，气短乏力。

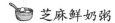 芝麻鲜奶粥

原料：黑芝麻150克，鲜奶300毫升，粳米100克，玫瑰糖适量，冰糖200克。

用法：黑芝麻洗净沥干炒香。粳米淘净，以清水浸泡约2小时，沥干后和黑芝麻同装容器中，加清水300毫升及牛奶适量，拌匀后磨浆，过滤取汁。锅内入清水、冰糖并煮沸，撇去浮沫，倒入芝麻粳米浆，加入玫瑰糖，搅动成粥，煮熟即可服用。

功效：滋补肝肾，抗衰老。适用于肝阴亏虚所致形体消瘦，头晕耳鸣，大便燥结。

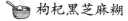 枸杞黑芝麻糊

原料：黑芝麻200克，枸杞子10粒，糯米100克，冰糖

适量。

用法：将黑芝麻入炒锅翻炒至有炸开的声音，同其余材料一起放入豆浆机中，加适量水，直至打成枸杞黑芝麻糊即可。

功效：补肝益肾，乌发美发。

沙参——清肺养阴，生津润燥

【**别名**】南沙参、泡参、泡沙参。

【**产地**】安徽、贵州、江苏等省。

【**季节**】秋季刨采。

【**性味**】性凉，味甘。

【**归经**】入肺、胃经。

【**养生剂量**】10 ~ 15 克。

适应证

◎干咳少痰，痰中带血，久咳，咽干口渴，形体消瘦，五心烦热，食欲不振，饮食积滞，胃脘嘈杂，呕吐呃逆等。常用于肺结核、慢性肺炎、慢性支气管炎、肺心病、糖尿病、慢性胃炎、慢性肝炎等。

应用

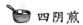 四阴煎

原料： 沙参、麦冬、百合、生地黄各 12 克，茯苓、白芍各 10 克，甘草 3 克。

用法： 以上各味药加水 400 毫升，煎至 280 毫升。日服 2 次，空腹时服。

功效： 滋阴润肺。适用于肺阴亏虚所致形体消瘦，盗汗，头晕，干咳少痰。对于治疗肺结核、慢性支气管炎、慢性咽炎等肺阴虚而火旺者有很好的疗效。

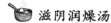 滋阴润燥汤

原料： 沙参、枸杞子、生地黄各 15 克，麦冬、山楂肉各 12 克，阿胶（蒸兑）10 克，人参、甘草 5 克。

用法： 以上各味药加水适量煎煮，沸后再煎 30 分钟。日服 2 次。

功效： 滋阴润气，生津润燥。适用于肺阴亏虚所致口干咽燥，神疲气短，心烦口渴，头晕眼花。

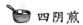 白果沙参饮

原料： 沙参、山药、核桃仁各 15 克，白果 10 克，生石膏、百合、莲子各 20 克，玉竹 9 克，白糖 30 克。

用法： 生石膏以纱布包紧扎口，同其余药物放入沙锅内，

加水适量，置武火烧沸，再以文火煎煮25分钟停火，滤渣取汁，入白糖搅匀即成。日服2次，每次150毫升。

功效： 滋肺阴，清肺热。尤其适宜肺阴虚、胃积热患者食用。

玉竹——养阴润燥，生津止渴

【**别名**】葳蕤、尾参、女萎。

【**产地**】湖南、江苏、浙江、河南。

【**季节**】秋季采挖。

【**性味**】性平，味甘。

【**归经**】入肺、胃经。

【**养生剂量**】5～10克。

适应证

◎烦热多汗，心悸多梦，失眠健忘，头晕耳鸣，舌红少苔，脉细数。常用于心绞痛、冠心病、高血压、高脂血症、高血糖、心脏病、心律失常、心力衰竭等。

应用

 玉竹甘草饮

原料： 玉竹 30 克，红参 5 克，炙甘草 20 克。

用法： 以水煎煮，沸后再煮约半小时，每日 1 剂。

功效： 滋养心阴。适用于心阴亏虚所致老年心律失常，如心动过缓，期前收缩者。

 清蒸玉竹鸡

原料： 母鸡 1 只，玉竹、火腿 25 克，水发香菇、冬笋片各 30 克，料酒 75 毫升，清汤 1000 毫升，味精、精盐各适量。

用法： 玉竹、火腿切片。母鸡去毛、剁爪、去杂，剖开背脊，抽去头颈骨。水烧沸，将净鸡入锅汆过，鸡腹朝上置于碗中，加入味精、精盐、料酒及清汤，鸡上放香菇、笋片、火腿片，上蒸笼蒸，八成熟时入玉竹片，继续蒸至鸡熟烂即可。

功效： 养阴润燥，生津止泻。适用于心阴亏虚所致虚劳烦渴，小便频数，病后、产后身体恢复。

 玉竹百合蛤肉汤

原料： 玉竹 20 克，百合 30 克，蛤蜊肉 50 克，味精、精盐各适量。

用法： 蛤蜊肉浸泡后洗净切块，与玉竹、百合同入沙锅，加水适量煮熟，汤中加入味精、精盐即可服用。

功效：滋阴止渴，润燥安神。适用于心胃阴虚所致食少羸弱，心烦失眠，干咳少痰。

玉竹荸荠炒猪心

原料：玉竹20克，荸荠50克，韭黄10克，猪心500克，鸡汤40毫升，素油500毫升，酱油、香油、料酒各15毫升，胡椒粉、水淀粉、葱、姜、白糖各6克，醋6毫升，精盐、味精各适量。

用法：猪心切片，以精盐、水淀粉拌匀。玉竹洗净、切片，置锅中加水适量蒸煮，共煮3次，合并滤液并加煎取20毫升。韭黄切段，荸荠切片，葱姜切细末。将鸡汤、料酒、酱油、精盐、味精、白糖、胡椒粉、水淀粉同玉竹液调匀成芡汁。将植物油下锅烧热，下猪心炒透捞出。锅内留油，开火烧热，加入葱细末炸香，入荸荠片煸透。入猪心，入芡汁，并撒入韭黄段，一并翻炒均匀。熟后淋醋、香油，炒香后熄火装盘。

功效：养阴血，宁心神。适用于心阴不足所致心悸失眠等，也可治慢性心力衰竭。

第五章
壮阳中药

　　《黄帝内经》中曾记载到"失其所，则折寿而不彰"，就是说阳气失去了在人体应有的位置，会使人短命夭亡。壮阳中药大多性温、热，味甘、咸，可以温补人体阳气，适用于治疗肾阳不足所引起的腰膝酸软、阳痿早泄、怕冷肢寒等症。常见的壮阳中药有鹿茸、海马、杜仲、肉苁蓉等。

鹿茸——补肾壮阳，生精益血

【别名】斑龙珠、鹿茸片。

【产地】广泛分布于东北、华东、华西等地的山区。

【季节】以 6 ~ 8 月份产量最大。

【性味】性温，味甘、咸。

【归经】入肾、肝经。

【养生剂量】1 ~ 3 克。

适应证

◎精血虚亏，阳痿早泄，宫寒不孕，头晕耳鸣，腰膝酸软，四肢冷等。常用于肾虚、慢性肾炎、性冷淡、不孕不育等。

◎筋骨痿软，头昏目眩，耳聋，男性阳痿，小儿发育不良，女性虚寒性崩漏等。常用于糖尿病、高血压、肩周炎、功能性子宫出血、尿失禁等。

应用

 鹿茸枸杞鲍鱼汤

原料： 鹿茸片 20 克，枸杞子 40 克，新鲜鲍鱼 1 只，大枣 4 枚，生姜 2 片，盐适量。

用法： 大鲍鱼去壳，去掉污秽，用水洗净；切成片状。鹿茸片和杞子用水漂洗。生姜和大枣用水洗净。生姜去皮切 2 片；大枣去核。将全部材料放入炖盅内，加入凉开水，盖上盖，放入锅内，隔水炖 4 小时，加入盐调味，就可以饮用。

功效： 益精明目强身健体。日常用此炖品佐膳，可补益身体，且补而不燥，可以防止视力早衰。如患血气不足，肝肾亏损，头晕眼花，精神疲乏，妇女月经不调，都可用此炖品作食疗，男女适用。

鹿茸鸡汤

原料： 鹿茸 5 克，鸡肉 1 块，油盐酌量。

用法： 将嫩鸡肉的翅膀肉洗净加四杯水用慢火煮，水滚后去掉泡沫，煎至一半分量盛出清汤。鹿茸用一杯水煎至分量减半，之后倒入鸡汤中再煮片刻，调味后饮用。

功效： 强身健脑，对一般老年人神经衰弱和神经失调均有疗效。

🍲 鹿茸水鸭汤

原料： 水鸭1只，鹿茸4～5片，姜3片，油盐酌量。

用法： 将水鸭剖开洗净，去内脏。用适量的清水加姜片，水鸭与鹿茸同煮约3小时，调味即可食用。

功效： 凡老年人阳气尽失，手脚冰冷，气虚血弱，头昏脚软都适宜服用。

🍲 鹿茸河车丸

原料： 紫河车2具，鹿茸30克，参三七25克，红参20克。

用法： 紫河车以酒煮烂，捣成泥。鹿茸、参三七、红参共焙干，研为细末。各味和匀，炼蜜为丸，如梧桐子大小。日服2次，上、下午各1次。

功效： 补益肾血。适用于肾精不足所致阳痿、早泄、精子活动能力差。

杜仲——补益肝肾，强身健骨

【别名】扯丝皮、思仲、丝棉皮。

【**产地**】陕西、甘肃、湖南、江西、四川等。

【**季节**】4～5月采收。

【**性味**】性温，味微辛。

【**归经**】入肝、肾经。

【**养生剂量**】1～5克。

适应证

◎耳鸣目眩，倦怠无力，气短，心悸失眠，脉细弱，尿频、尿不尽，月经不调，妊娠胎动，筋骨萎软。常用于肾功能不足、糖尿病、慢性肾炎、支气管哮喘、甲状腺功能低下等。

应用

 杜仲酒

原料：杜仲、丹参各250克，川芎150克。

用法：将三味药切细，置于6升白酒（或米酒）中浸泡5天。少量酌之。

功效：补阳益寿，补肾强膝。适用于肾虚所致腰膝酸软无力者。

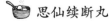 思仙续断丸

原料：杜仲、生干地黄各150克，萆薢120克，五加皮、防风、

薏苡仁、羌活、续断、牛膝各90克，酒3升，青盐90克，木瓜250克。

用法：将所准备药材研为细末，同已经剁碎的木瓜倒入酒中，加入青盐煮成膏，做丸如梧子大小。以温酒盐汤送服，每服50丸。

功效：调中益精，补益肾气。适用于肝肾气虚所致腰脊疼痛，行止艰难，小便余沥。

🥣 **杜仲续断山药丸**

原料：杜仲240克，山药100克，续断60克。

用法：将杜仲以糯米煎汤，浸透，炒去丝；续断酒浸，焙干；加入山药研为细末，作糊丸，梧子大。每服50丸，空心米饮下。于孕后前两月服用。

功效：补益肾气。对于治疗频惯堕胎者有良效。

🥣 **杜仲治肾炎方**

原料：杜仲、海金沙、仙茅、双肾草各15克。

用法：以上诸味加水煎煮，沸后再煎30分钟，每日1剂。

功效：专治慢性肾炎，十分有效。

🥣 **党参杜仲粥**

原料：杜仲、党参各30克，糯米100克。

用法：以纱布将上两味包好，加适量水，和糯米一起下锅，同煮成粥。

功效：补肾益气。适用于肾虚气弱所致腰酸腿痛、晕眩乏力等症。

冬虫夏草——益肾补肺，阴阳双补

【别名】虫草、冬虫草、夏草冬虫。

【产地】甘肃、青海、西藏、云南、四川。

【季节】夏至前后采收。

【性味】性温，味甘。

【归经】入肾、肺经。

【养生剂量】1～5克。

适应证

◎腰膝酸软，畏寒怕冷，盗汗，面色苍白，四肢无力，少腹虚冷，阳痿，遗精，带下清稀。常用于肾虚、慢性肾炎、男子性功能减退、女子月经不调、性冷淡、不孕不育、慢性肝炎、甲状腺功能减退、尿崩症等。

◎久咳不止，咳血，虚喘，病后久虚。常用于肺结核、肺气肿、高脂血症等。

应用

🍲 冬虫夏草酒

原料： 冬虫夏草、枸杞子各 30 克，黄酒 1 升。

用法： 两味放入酒坛内，加入黄酒，密封浸泡 10 ~ 15 天，过滤后即可饮用。每日 2 次，每次以 10 ~ 20 毫升为宜。

功效： 滋肺益肾，止咳化痰。适于治疗肺肾阳虚所致劳嗽咳血，肺结核，慢性咳喘，腰痛，阳痿，病后体弱。

🍲 冬虫夏草丸

原料： 冬虫夏草、贝母、白及各 9 克，百部、沙参各 6 克。

用法： 上述各味研为细末，炼蜜为丸，每丸重 9 克左右。日服 2 次，每次 1 丸。

功效： 滋肺补肾。适用于肺结核，咳嗽，咯血。

🍲 冬虫夏草蒸老鸭

原料： 冬虫夏草 9 克，老鸭 1 只，葱、料酒各 10 克，生姜 5 克，盐 3 克。

用法： 冬虫夏草用酒浸泡，洗去泥沙；老鸭去毛，去内脏与爪，洗净；生姜切片；葱切断；老鸭放入盆中，连盆同放蒸锅中，加入盐、料酒，葱、姜码在上面，蒸 30 分钟后，除去葱、姜，放入虫草在鸭头内，武火蒸 45 分钟即可。趁热食用。

功效： 益肾化阳，补肺益阴，化痰止咳。适用于阳痿，遗精，腰痛，咳嗽。

肉苁蓉——补肾壮阳，润肠通便

【**别名**】淡大芸、寸芸。

【**产地**】内蒙古、宁夏、甘肃。

【**季节**】3 ~ 5 月采摘。

【**性味**】性温，味甘、咸。

【**归经**】入肾、大肠经。

【**养生剂量**】1 ~ 5 克。

适应证

◎腰膝酸软，畏寒怕冷，耳鸣，心烦失眠，盗汗，面色苍白，四肢无力，少腹虚冷，小便失禁，大便干结，遗尿，阳痿，遗精，带下清稀。常用于肾虚、慢性肾炎、男子性功能减退、女子月经不调、性冷淡、不孕不育、慢性肝炎、甲状腺功能减退、便秘、尿崩症等。

应用

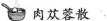 肉苁蓉散

原料： 肉苁蓉 10 克，蛇床子 4 克，五味子、菟丝子、远志各 3 克。

用法： 以上各味药研为细末，空腹时以黄酒送服。

功效： 温肾壮阳。适用于肾阳亏虚所致诸种病症。

肉苁蓉丸

原料： 肉苁蓉、茯神、远志（去心）、柏子仁各 60 克，菟丝子、薯蓣、牛膝（去苗）、巴戟、杜仲（去粗皮，炙微黄）、续断、白茯苓、枸杞子、五味子、蛇床子、山茱萸各 30 克。

用法： 将肉苁蓉以酒浸一夜，刮去皱皮后炙干；菟丝子亦以酒浸三日，晒干捣为粗末。将以上各味药共研为细末，炼蜜成丸，如梧桐子大小。日服 2 次，每次 30 丸，空腹时以温酒下。

功效： 温肾壮阳。适用于肾阳亏虚所致阳痿，健忘失眠，腰膝疼痛。

肉苁蓉枸杞羊肾粥

原料： 羊肾 1 个，枸杞子、肉苁蓉各 30 克，粳米 100 克，

盐、料酒各适量。

用法：羊肾切成两半，去掉筋膜，洗净后切成小块，用盐、料酒拌匀后腌片刻；肉苁蓉洗净切丝，置于锅内，加适量水，煎熟后，滤渣取汁；枸杞子洗净；锅中放油，烧至八成热时，放入羊肾煸炒，烹入料酒、盐，熟后出锅；粳米淘洗净，连同枸杞子放入锅中，加适量水，武火煮沸后，转文火煮至粥将成时，加入炒好的羊肾、肉苁蓉，稍煮即可。每日早晚食用。

功效：滋补肾阳，强壮骨骼。适用于老年性骨折术后，伴形体消瘦、心烦热燥等。

肉苁蓉炖羊肉

原料：肉苁蓉25克，羊瘦肉250克，肉桂2克，花椒10粒，生姜2克，八角2克，葱5克，盐适量。

用法：肉苁蓉用清水洗净；葱洗净，切成葱段和葱花；生姜、八角、花椒洗净后装在一个小纱布袋内，扎紧；羊肉洗净，切成一寸段肉条；将纱布袋、肉苁蓉、羊瘦肉条共放入沙锅中，武火煮沸，转文火维持衡沸，并随时撇去浮沫，待半熟时加入葱段，再炖至羊肉熟烂时，捞出纱布袋，加盐、葱花即成。佐餐食用。

功效：补肾益精，温中暖下，润燥滑肠。适用于腰膝酸软，男女不育，尿频便秘。

蛤蚧——补肺益肾，养血止咳

【别名】对蛤蚧、蛤蚧干、仙蟾。

【产地】广东、广西、云南。

【季节】全年均可捕捉。

【性味】性平，味咸。有小毒。

【归经】入肺、肾经。

【养生剂量】3～6克。

适应证

◎咳吐涎沫，气喘短促，质清稀而量多，形寒肢冷，精神疲惫，气短乏力，舌质淡胖，苍白滑润，脉迟缓。常用于肺结核、慢性肺炎、慢性支气管炎、肺心病、肺衰竭、过敏性鼻炎、过敏性哮喘、支气管哮喘、心律失常、神经衰弱、低血压症、冠心病、风湿性心脏病、慢性肾炎等。

应用

 蛤蚧散

原料：蛤蚧1对（炙），成炼钟乳、款冬花、肉桂、白矾（飞过，别研）、甘草（炙）各15克。

用法：以上各味药共研为细末。每次1.5克，以芦管吸之，也可空腹时用米饮调下。

功效：温肺化痰，止咳定喘。适宜于肺肾阳虚所致上气咳嗽，年久不愈症。

蛤蚧丸

原料：蛤蚧(炙)10克，山药、党参、百合、麦冬各30克。

用法：以上各味药共研为细末，蜜炼为丸。日服2次，每次3克。

功效：温补肺阳。适用于肺结核如咳嗽咯血症者。

蛤蚧人参酒

原料：蛤蚧1对，人参50克，白酒1000毫升。

用法：蛤蚧洗净切小块，人参洗净切片，两者共装入干净的纱布袋中，系好，放入酒中，浸泡14日后即成。随量饮用。

功效：补肺益肾。用于肺肾两虚所致的久咳虚喘，神疲乏力，腰膝酸软。

🍲 蛤蚧粥

原料：生蛤蚧1只，全党参30克，糯米50克，酒、蜂蜜各适量。

用法：生蛤蚧用刀背砸头至死，开膛去内脏，冲洗干净，用酒、蜂蜜涂抹全身，注意保护尾巴不可断折，再置瓦片上炙熟；全党参洗净，炙干，与蛤蚧共研成末，调匀成饼；糯米淘洗干净，煮成稀粥，至八成熟时，加入蛤蚧党参饼，搅拌至化开，继续煮至粥熟即可。分2~3次食用。

功效：补益肺肾，纳气定喘。适用于日久咳喘不愈，面浮肢肿，动则出汗，腰腿冷痛，阳痿。

🌸 淫羊藿——温肾壮阳，健骨祛湿

【**别名**】仙灵脾、牛角花、三叉风、羊角风、三角莲。

【**产地**】辽宁、山西、陕西、四川等。

【**季节**】夏秋采收。

【**性味**】性温，味辛、甘。

【**归经**】入肝、肾经。

【**养生剂量**】3 ~ 9 克。

适应证

◎筋骨痿软，畏寒怕冷，风湿痹痛，肢体麻木，耳鸣耳聋，盗汗，面色苍白，少腹虚冷，阳痿，遗精。常用于肾虚、肾炎、男子性功能减退、女子月经不调、性冷淡、不孕不育、慢性肝炎、尿崩症等。

应用

 仙灵脾散

原料: 仙灵脾、天雄（炮裂，去皮脐）、石斛（去根，锉）、天麻、牛膝（去苗）、麻黄（去根节）、虎胫骨（酥炙）、槟榔各 30 克，川芎、五加皮、萆薢、丹参、桂心、当归、防风、羌活各 9 克。

用法: 上为细末，每服 3 克，饭前以温酒调服。

功效: 滋补肾阳。适用于肾阳不足所致脚膝软弱，行走不便。

仙灵脾酒

原料: 仙灵脾 250 克。

用法: 仙灵脾加白酒 1000 毫升，置于瓶中密封保存，浸泡 3 日后即可服用。

功效： 滋补肾阳。适用于阳痿、腰膝冷痛等症。

🍲 **淫羊藿合欢皮酒**

原料： 淫羊藿50克，合欢皮25克，白酒500毫升。

用法： 淫羊藿、合欢皮共研成碎末，混合均匀，放入容器中，倒入白酒，密封，每日振摇1次，浸泡7天即成。每日早晚各15毫升。

功效： 温补肾阳，宁心安神。适用于肾阳不足所致的失眠等。

🍲 **淫羊藿巴戟天炖子鸡**

原料： 淫羊藿、巴戟天各10克，鸡血藤15克，子鸡肉300克，姜、葱各10克，盐4克。

用法： 淫羊藿、巴戟天、鸡血藤洗净；子鸡肉洗净，切成5厘米见方的块；姜拍松；葱切段；鸡肉、淫羊藿、巴戟天、鸡血藤、姜、葱、盐，同放入炖锅中，加1000毫升水，武火烧沸后，转文火炖煮50分钟即成。吃肉喝汤，佐餐食用。

功效： 温补肝肾。尤其适用于肾阳亏虚所致坐骨神经痛等。

锁阳——补肾壮阳，益精血

【别名】地毛球、锁燕、锈铁球。

【产地】内蒙古、青海、新疆等地。

【季节】初夏采集。

【性味】性温，味甘。

【归经】入肝、肾经。

【养生剂量】5 ~ 10 克。

适应证

◎畏寒怕冷，盗汗，面色苍白，少腹虚冷，阳痿，遗精，带下清稀。常用于肾虚、慢性肾炎、男子性功能减退、女子月经不调、性冷淡、不孕不育、尿崩症等。

◎腰膝酸软，四肢无力，行走艰难。常用于慢性肝炎、甲状腺功能减退等。

应用

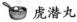 **虎潜丸**

原料： 琐阳45克，黄柏（酒炒）150克，龟板（酒炙）、虎骨（炙）各120克，知母（酒炒）、熟地黄、陈皮、白芍各60克，干姜15克。

用法： 以上各味药研为细末，以酒糊丸。

功效： 补肾壮阳。专治阳痿等症。

锁阳羊肉粥

原料： 锁阳10克，精羊肉、粳米各100克。

用法： 将锁阳用酒浸后切片，用干净纱布包好；羊肉洗净，烫去血水，切粗丝；粳米淘洗干净；锅内加入清水、羊肉、粳米、药包，武火煮沸后，转文火煮至粥熟后去掉药包，加盐调味即成。每日早晚食用。

功效： 补肾助阳。适用于肾阳虚弱导致的肢冷畏寒，阳痿遗精，腰膝酸软，小便频数。

锁阳山药狗肉汤

原料： 锁阳20克，山药50克，狗肉500克，生姜、葱各15克，盐、料酒各适量。

用法： 将锁阳用酒浸泡片刻后切片，装入纱布袋中，系好；山药去皮，切块；狗肉洗净，烫去血水后，切成条；

生姜洗净，切片；葱洗净切段；锅中加油，烧至六成热时，下姜、葱煸炒，再下狗肉、料酒煸炒，加入适量清水，放入纱布袋、山药、盐，武火煮沸后去浮沫，转文火炖约2小时，至狗肉熟烂，捞出纱布袋、姜、葱，加盐调味即成。佐餐食用。

功效：补肾壮阳，健脾止泻。适用于脾肾虚弱导致的腰膝酸软，阳痿，遗精，尿频遗尿，宫寒不孕，肢冷畏寒，脘腹冷痛。

🍲 锁阳炖猪肉

原料：锁阳15克，火麻仁、黑芝麻、怀牛膝各10克，炒枳壳5克，猪肉500克，姜、葱各8克，盐、料酒各适量。

用法：锁阳用酒浸后切片，火麻仁、炒枳壳、怀牛膝分别洗净后，连同锁阳、黑芝麻装入纱布袋中，系好；猪肉洗净，烫去血水后，切片；生姜洗净，切片；葱洗净切段；将上述处理好的材料放沙锅内，加入清水，武火煮沸后撇去浮沫，转文火炖约2小时至猪肉熟烂，捞出纱布袋、姜、葱，加盐调味即成。佐餐食用。

功效：补肾助阳，润肠通便。适用于肾阳虚弱所致的遗精阳痿，筋骨乏力，肠燥便秘。

肉桂——补心益肾，温经散寒

【**别名**】玉桂、桂树、牧桂、菌桂。

【**产地**】广东、广西、云南、福建。

【**季节**】7～8月采收。

【**性味**】性大热，味辛、甘。

【**归经**】入肾、脾、心、肝经。

【**养生剂量**】2～5克。

适应证

◎心腹寒冷，头痛，腰痛，自汗盗汗，怔忡不寐，不思饮食，形寒怕冷，舌淡苍白，脉虚弱或沉细无力。常用于心律失常、甲状腺功能减退预激综合征、神经衰弱、多汗症、低血压症、冠心病、风湿性心脏病、贫血等。

应用

 交泰丸

原料：生川连 15 克，肉桂心 1.5 克。

用法：以上各味药研为细末，白蜜制丸。每日服 1.5 ~ 2.5 克，空腹时以淡盐汤下。

功效：交通心肾，清火安神。主要适用于心阳不足所致怔忡，失眠。

 肉桂鸡肝

原料：肉桂 5 克，精盐 2 克，鸡肝 200 克，料酒 10 克。

用法：将肉桂用清水泡后洗净；鸡肝洗净切成片；将肉桂、鸡肝一起放入炖盅内，放入盐和料酒，然后将炖盅置开水锅中，盖上锅盖，隔水炖 20 分钟左右，至熟即可。饮汤吃肝。

功效：温补心肾，健脾益胃。

菟丝子——补肾益精，养肝明目

【**别名**】黄丝，黄藤子。

【**产地**】黑龙江、吉林、山东、山西、陕西、江苏等。

【**季节**】秋季采收。

【**性味**】性平，味甘、辛。

【**归经**】入肝、肾经。

【**养生剂量**】5 ~ 10 克。

适应证

◎视力减退，视物昏花，腰膝酸软，腹泻，尿有余沥，便溏泄泻，阳痿遗精，胎动不安，白带过多。常用于肝炎、肾炎、贫血、糖尿病、肠溃疡等。

应用

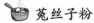 菟丝子粉

原料：菟丝子 150 克，莲子、山药各 100 克，茯苓 30 克。

用法：以上各味药共研为细末。温水调食，每次 15 克。

功效：养肾固精，补肝益脾。适用肝肾不足所致体倦乏力，饮食减少，耳鸣目眩。

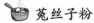 菟丝子丸

原料：菟丝子 60 克，蛋清适量。

用法：将菟丝子浸于酒中 3 日，曝干后研为细末，以蛋清和丸如梧桐子大小。每服 30 丸，空腹以温酒服。

功效：滋补肝肾，益气补血。适用于劳伤肝气、目暗不明等症。

🍲 九子回春汤

原料：菟丝子、枸杞子、覆盆子、淫羊藿各 25 克，大熟地黄、淮山药各 50 克，韭菜籽、金樱子、石莲子各 15 克，蛇床子、五味子、补骨脂各 5 克。

用法：以上各味药以水煎煮，沸后再煎 30 分钟。日服 1 剂，3 次分服。

功效：补肾固精。适用于肾精亏虚所致腰膝酸软，耳鸣眼花，气衰神疲，畏寒风冷。

🍲 灵芝双鞭

原料：牛鞭 100 克，母鸡肉 500 克，狗鞭、灵芝、菟丝子、枸杞子各 10 克，肉苁蓉 60 克，花椒、生姜、绍酒、精盐、味精、猪油各适量。

用法：牛鞭入水发涨，净皮对剖，以清水洗净后再漂 30 分钟。狗鞭洗净，以油砂炒酥，以温水浸泡约 30 分钟。灵芝切片待用。将双鞭入沙锅，加水煮沸，撇去浮沫，入母鸡肉、花椒、生姜及绍酒再起火烧沸，继之以文火煨炖，至六成熟时，滤去汤中花椒及生姜不用。将菟丝子、枸杞子、肉苁蓉以纱布袋装好封口，置于汤内继续煨炖，直至双鞭均熟烂即可捞出，牛鞭切条，狗鞭切节，鸡肉切块。将药包去除，入灵芝片，再加适量猪油、味精、精盐即成。

功效： 温肾益精，延缓衰老。适用于肝肾气血不足所致神经衰弱，失眠，阳痿不举。

🍲 **龙凤丸**

原料： 菟丝子（酒浸）、鹿茸（酒炙）、山药各60克。

用法： 以上各味药共研为细末，炼蜜为丸。日服2次，每次2～4克，饭前以米汤送服。

功效： 壮阳填精。适用于肾虚精亏所致腰膝酸软，小便频数，口干舌燥，阳痿遗精。

🌀 补骨脂——助肾补阳，固精缩尿

【**别名**】补骨鸱、破故纸、黑故子、胡故子、胡韭子、吉固子。

【**产地**】陕西、山西、江西、湖北、广东、四川、贵州、云南。

【**季节**】秋季果实成熟时采收。

【**性味**】性大温，味苦、辛。

【**归经**】入肾、脾经。

【**养生剂量**】6 ~ 15 克。

适应证

◎腰膝酸软，畏寒怕冷，面色苍白，盗汗自汗，尿频遗尿，子宫虚寒，少腹虚冷，阳痿遗精，早泄。常用于肾炎、慢性肝炎、尿崩症、男子性功能减退、女子月经不调、性冷淡、不孕不育等。

◎久泻便溏或五更泻等。适用于尿崩、遗尿等。

应用

🍲 补骨脂小茴香煨猪肾

原料：猪肾 1 个，补骨脂（酒蒸）、小茴香（盐炙）各 10 克，大米 50 克，精盐适量。

用法：将猪肾剖开，去筋膜，洗净切片，与补骨脂、小茴香同入沙锅，加水适量，以文火慢炖，沸后去药渣，加大米煨煮为稀粥，熟后加精盐调味服食。

功效：补肾壮阳，固精缩尿。适用于肾阳亏虚，下元不固所致小便频数，遗尿，尿失禁或尿不尽。

🍲 青娥丸

原料： 补骨脂（盐炒）240 克，杜仲（盐炒）480 克，核桃仁（炒）150 克，大蒜 120 克。

用法： 大蒜蒸熟、干燥，与补骨脂、杜仲同粉碎成细粉并过筛。将核桃仁捣烂，与补骨脂粉过筛混匀。炼蜜成丸，干燥即得水蜜丸。一次 6 ～ 9 克，一日 2 ～ 3 次。

功效： 补肾强腰。适用于肾阳亏虚所致腰痛，膝软乏力。

第六章
活血化淤中药

中医认为当人的血脉运行不通畅时，体内的离经之血就会淤积于脏腑器官组织之中，从而产生疼痛。活血化瘀中药多辛、苦，主归肝、心经，主要作用为通畅血行、消除瘀血，适用于治疗闭经、痛经、中风、肢体麻木、关节痹痛、跌打损伤、痈肿疮疡等症。常见的活血化瘀中药有丹参、三七、川芎等。

丹参——活血化淤，通经止痛

【**别名**】赤参、红根、紫丹参。

【**产地**】安徽、陕西、河南等省。

【**季节**】春秋二季采挖。

【**性味**】性微寒，味苦。

【**归经**】入心、肝经。

【**养生剂量**】5 ~ 10 克。

适应证

◎心烦不眠，心悸怔忡，神昏烦躁，头晕耳鸣。常用于心绞痛、冠心病、心肌梗塞、心脏病、心律失常等。

应用

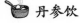 丹参饮

原料：丹参 30 克，檀香、砂仁各 5 克。

用法：上述各味加水适量煎至七分服。可加红糖调味。

功效：活血止痛，滋补心阴。适用于血瘀气滞，脘腹疼痛诸症，亦用于冠心病心绞痛。

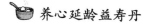 养心延龄益寿丹

原料：茯神、当归（酒炒）各25克，丹参、柏子仁、干地黄、酒白芍、酸枣仁、牡丹皮、炒枳壳各20克，酒黄芩、陈皮各15克，炒白术、川芎各10克。

用法：以上各味药各研为细末，炼蜜为丸如绿豆大，以朱砂为衣。每服15克，以开水送服。

功效：养心安神。适用于心阴不足所致形体消瘦，神疲力乏，心烦失眠，足心热。

清营汤

原料：丹参、连翘各6克，水牛角30克，生地黄15克，元参、银花、麦冬各9克，黄连5克，竹叶心3克。

用法：以上各味药以水8杯，煮取3杯，1日3服。

功效：清营解毒，养阴滋心。适用于心阴不足所致身内烦热，神烦失眠，口渴不饮，脉细数，舌绛而干。

丹参三七茶

原料：丹参150克，三七100克，白糖适量。

用法：以上各味药研成粗末。每服25克，放入杯中，冲入半瓶沸水，盖紧，20分钟后代茶饮用。

功效：活血化瘀，滋补心阴。适用于冠心病、心绞痛等。

三七——活血止血，消肿定痛

【**别名**】田七、滇七、人参三七、金不换。

【**产地**】云南、广西。

【**季节**】夏季开花前采收。

【**性味**】性温，味甘、微苦。

【**归经**】入肝、胃经。

【**养生剂量**】3～9克。

适应证

◎心悸胸闷，头晕目眩，衄血，咯血，吐血，便血，崩漏，胸腹疼痛，跌打肿伤。常用于瘀血阻滞及跌打损伤的疼痛及各种内、外出血，高血压，低血糖，胆固醇。

应用

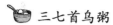 三七首乌粥

原料： 三七 5 克，制何首乌 60 克，粳米 100 克，大枣 3 枚，冰糖适量。

用法： 将三七、何首乌洗净，入沙锅煎煮取浓汁。将粳米、大枣、冰糖入沙锅加适量水同煮成稀粥，然后放入药汁并搅匀，以文火烧至翻滚，至粥汤黏稠时关火，再盖上锅盖焖 5 分钟左右即成。早、晚餐温热顿服。

功效： 补益肝肾，补血活血。适用于肝血亏虚所致血管硬化、老年性高血脂、大便干结等。

三七木耳大枣汤

原料： 三七 15 克，黑木耳 50 克，大枣 10 枚，生姜 2 片，盐适量。

用法： 三七洗净切碎，黑木耳浸软后去头切碎，大枣洗净去核，以上各味药与姜片同入锅，加水 1000 毫升，先以大火烧沸，继之以中火再煮 2 小时，加入适量盐调味即成。

功效： 滋肝补肺，补血和血。适用于肝血不足所致体虚，气短咳嗽，手脚冰冷。

三七补血丸

原料： 三七（香油炸黄）、当归、香附（醋炙）、山药、

白术（麸炒）、女贞子（酒炙）、墨旱莲各 30 克，党参 60 克，熟地黄 90 克，乌鸡（去毛爪肠）480 克，黄酒 270 克。

用法： 山药、白术、墨旱莲捣为粗粉，乌鸡、熟地黄、党参、三七、当归、香附、女贞子同加黄酒 270 克装罐，上火蒸透后取出，与粗粉拌匀，干后研为细末，过筛混匀，每 100 克加炼蜜 50 ～ 90 克，成小蜜丸或大蜜丸，小蜜丸每 100 丸重 21 克，大蜜丸每丸重 9 克，即成。口服，小蜜丸一次 45 丸，一日 3 次；大蜜丸一次 2 丸，一日 2 次。

功效： 补肝益肾，益气养血。用于气血不足所致面色苍白，腰酸腿软，精神疲倦，心悸气短，体虚潮热，妇女产后失血过多。

三七蒸鸡

原料： 肥母鸡 1 只，精猪肉 100 克，三七 10 克，小白菜心 250 克，面粉 150 克，黄酒 30 毫升，葱白 30 克，姜 20 克，精盐 10 克，胡椒粉、味精各 5 克，清汤适量。

用法： 鸡去毛、去杂，头脚洗净。猪肉捶茸。三七分成 2 等份，1 份研为细末，另 1 份上蒸笼蒸软，切成薄片。小白菜心洗净，并用沸水烫过切碎。面粉加水揉成面团。葱、姜洗净，葱一部分切细末、一部分切小段，姜一部分切大片、一部分捣汁。将鸡入沸水余过，捞出以凉水冲洗沥干置于搪瓷碗内，将三七片、葱段、姜片放入鸡肚内，加胡椒粉、黄酒及清汤，将三七粉撒于鸡脯上。再用湿棉纸将碗口封严，以大火蒸 2 小时左右。在蒸煮的同时，将面团分捏成 20 个小团子，擀皮后加肉馅，包成饺子。将猪肉茸加盐、姜汁、胡椒粉、黄酒和适量清水搅匀。等鸡熟后，取鸡揭纸，加味精调味，同时将饺子下锅煮熟。煮好后食鸡汤、鸡肉以及饺子。

功效：补益肝肾，滋养气血。适用于肝血亏损所致贫血，面色无华，心悸气短，产后体虚。

川芎——活血行气，祛风止痛

【别名】芎䓖，小叶川芎。

【产地】四川。

【季节】小满后，小暑前。

【性味】性温，味辛。

【归经】入脾、胃经。

【养生剂量】3 ~ 9 克。

适应证

◎胸胁腹痛，头晕头痛，月经不调，痛经闭经，常用于冠心病、心绞痛、风寒感冒、风湿病、心脏病。

应用

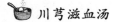 川芎滋血汤

原料： 川芎、人参、白茯苓（去皮）、熟干地黄、当归、白芍药、干山药、黄芪各 30 克。

用法： 取上述粗末 15 克，加水 220 毫升，煎至 150 毫升，去渣温服。日服 1 剂。

功效： 补血益气，补肝调经。适用于肝血亏虚所致神疲乏力，头晕眼花，心悸气短，月经量少色淡，月经推后或闭经。

川芎归杞丸

原料： 川芎 5 克，当归、枸杞子、鸡血藤各 12 克，白术 10 克。

用法： 上述各味烘干后共研为细末，蜜炼为丸。每次 10 克，早晚各 1 次，以温开水送服。可根据具体病情，按照此方比例适当扩大用量。

功效： 滋补肝肾，补血活血。适用于肝血不足所致腰膝酸软，头晕眼花，须发早白。

🍲 四物益母丸

原料：白芍、川芎各30克，熟地黄、当归、益母膏各125克。

用法：上述前四味烘干后共研为细末，加入益母膏炼蜜为丸。日服2次，早晚各1次，每次10克。以温开水送服。

功效：补肝调经，补血生新。适用于肝血亏虚所致月经不调，经闭不行，产后小腹疼痛。

🍲 四物母鸡汤

原料：母鸡1只，当归、熟地黄、白芍各10克，川芎8克，生姜、大葱、胡椒粉、精盐、味精、料酒、清汤适量。

用法：将鸡宰杀去毛、去杂、去头脚，冲洗干净并于沸水中余过。将四味药材洗净切片，装入纱布袋，扎好袋口。生姜、大葱洗净，姜切片，葱切段。往沙锅中倒入适量清汤，加入鸡及药袋，以武火烧沸，撇开浮沫，加料酒、姜片、葱段，继续用文火慢炖至鸡肉熟烂，熄火，拣去药袋、姜、葱，加入胡椒粉、精盐和味精即可服用。

功效：补肝益血。适用于肝血亏虚所致面色无华，心悸失眠，视物模糊，手脚麻木，月经推后或经少色淡。

荷叶——温补胃阳，散瘀止血

【别名】荷钱、莲叶。

【产地】广布于全国各地。

【季节】秋季采叶。

【性味】性平，味微苦。

【归经】入肝、脾、胃经。

【养生剂量】3～9克（干品）；15～30克（鲜品）。

适应证

◎头痛眩晕，四肢浮肿，食欲减退，脘腹冷痛，泻痢，脱肛，吐血，咯血，便血，妇女白带量多质稀、崩漏、产后恶露不净。常用于慢性胃炎、胃肠功能紊乱、慢性肠炎、溃疡性结肠炎、慢性肾炎、营养不良性水肿、不孕不育、宫寒痛经、慢性盆腔炎等。

应用

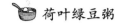 荷叶绿豆粥

原料：荷叶、水竹叶各 10 克，金银花 5 克，绿豆 30 克，粳米 100 克，冰糖 15 克。

用法：金银花加水适量，煎汁，去渣，冷却待用。将鲜荷叶、鲜竹叶洗净后放入锅内蒸煮，沸后去渣取汁待用。将绿豆、粳米泡发，放入锅内，同时加入约 1.5 升水，以旺火煮沸，加入银花露及竹叶、荷叶汁，继之以小火熬至粥熟，调入冰糖，即可盛起食用。

功效：升发清阳。适用于脾胃阳虚所致暑热烦渴等。

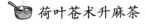 荷叶苍术升麻茶

原料：荷叶 1 张，苍术、升麻各 3 克。

用法：以水煎煮，沸后再煮约半小时。代茶饮。

功效：升发清阳，清热泻火。适用于脾胃清阳之气不升所致泄泻痢疾等症。

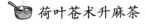 荷叶八宝饭

原料：鲜荷叶 3 张，薏苡仁 50 克，扁豆 30 克，杏仁 20 克，莲米 15 克，白豆蔻 10 克，胡萝卜 1 个，粳米 250 克，白糖少许。

用法：将薏苡仁用清水浸泡 2 小时；莲米、扁豆、白豆蔻、杏仁分别洗净；胡萝卜洗净后，切成丝；粳米淘洗干净，放入

锅中加水煮至七成熟时，捞出，加入白糖，拌匀；荷叶洗净，将除粳米、胡萝卜外的材料摆在荷叶上，再将粳米饭摊放在上面，用荷叶包好，上蒸锅蒸熟后，取出扣入盆中，撒上胡萝卜丝即成。每次食用 100 克，每日 2 次。

功效：温补脾胃，祛寒燥湿。适用于脾阳不足、脾虚湿困所致饮食不振，恶心呕吐，腹中冷痛，畏寒肢冷。

荷叶乌鸡泥鳅煲

原料：鲜荷叶 1 张，乌鸡 1 只，豆腐、泥鳅各 500 克，黄酒、姜、盐各 5 克，上汤 2500 毫升。

用法：乌鸡去毛，去内脏，洗净后，烫去血水；泥鳅放入有少量盐的水里，使其吐出泥沙及污物，去肠、头和尾；荷叶洗净，切成片；姜洗净，切片；豆腐切方块；将处理好的乌鸡放入锅中，加入上汤，煮 30 分钟后，再加入泥鳅、姜、荷叶，武火煮沸后，加盐调味即可。

功效：消暑消渴，益气兴阳。适用于脾胃虚弱、糖尿病、暑湿泻、更年期综合征等。

牛膝——活血去淤，引血下行

【**别名**】怀牛膝，山苋菜，对节草，土牛膝。

【**产地**】广布各地，河南怀牛膝品质最佳。

【**季节**】秋冬两季采挖。

【**性味**】性平，味苦、酸。

【**归经**】入肝、肾经。

【**养生剂量**】5 ~ 15 克。

适应证

◎腰膝酸软，四肢不利，风湿痹痛，头晕目眩，虚汗不止，心悸失眠，阳痿遗精，闭经、痛经等。常用于糖尿病、高血压、尿失禁、肾虚、月经不调等。

应用

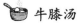 牛膝汤

原料：牛膝（酒浸）、瞿麦各 30 克，滑石 60 克，当归（酒

浸）、木通各 45 克，葵子 16 克，赤小豆 250 毫升。

用法： 以上各味药研为细末，每服 6 克，加水适量煎煮，不拘时服。

功效： 滋补肝肾，止血活血。适用于产妇产儿后胞衣不下，脐腹坚胀，月经不调以及难产者。

牛膝生地酒

原料： 生地黄、生牛膝各 250 克。

用法： 以上各味药共捣如泥作团状，以纸裹外，以黄泥稍敷，文火烧炙，干燥后用地炉灰火，然后用炭火慢慢烧热，之后用大火令近，再烧，熟后取出待冷，去泥纸，捣为散末。每服 15 克，以酒 20 毫升，煎至 25 毫升，和渣服用。

功效： 滋肝补肾，活血止痛。适用于肝肾不足所致腰膝浮肿，筋骨无力，少腹滞痛，手足寒冷。

牛膝拌海蜇

原料： 牛膝 20 克，海蜇 300 克，料酒、姜、葱、香油、醋、白糖、鸡精、盐各适量。

用法： 海蜇煮熟，切成约 4 厘米长的小段。牛膝洗净，以水润透，切 3 厘米长的小段；姜、葱切丝。将熟海蜇入碗，入牛膝及上述各味调料，拌匀即成。

功效： 补肝肾，降血压。适用于肝肾不足所致高血压等。

牛膝丝瓜汤

原料： 牛膝 20 克，丝瓜 300 克，瘦猪肉 50 克，淀粉 25 克，鸡蛋 100 克，鸡蛋清 30 克，料酒、大葱各 10 克，姜 5 克，酱油 6 克，盐 2 克，植物油适量。

用法： 牛膝去杂质，以水润透，切 3 厘米长的小段。姜切丝，葱切段。丝瓜洗净、去皮，猪肉洗净，均切成 3 厘米见方的小片，然后磕入鸡蛋清，入淀粉、酱油、料酒搅匀。将炒锅置武火上烧热，入素油，烧至六成热时，下姜丝、葱段爆香，再加入清水适量，大火烧沸。然后放入丝瓜、肉片、牛膝煮熟，加入盐、鸡精调味即可。

功效： 补肝肾，降血压，清热化痰。适用于肾血亏虚所致热病烦渴、高血压等症。

牛膝炒茄子

原料： 茄子 300 克，牛膝 20 克，料酒 10 毫升，姜丝 5 克，葱段 10 克，盐、鸡精各 2 克，植物油适量。

用法： 将茄子洗净，去蒂，切成茄丝；牛膝润透，切段；姜切成丝；葱切成段；锅内热油，放入姜丝、葱段爆香；再放入牛膝段、茄丝、料酒炒熟，最后调入盐、鸡精即成。

功效： 平肝熄风，降低血压，活血。适于肠风下血、高血压病等症患者食用。

骨碎补——活血止血，补肾强骨

【别名】申姜、毛姜、猴姜、石岩姜。

【产地】湖北、四川、浙江。

【季节】全年均可采挖。

【性味】性温，味苦。

【归经】入肝、肾经。

【养生剂量】5～15克。

适应证

◎腰膝酸痛，筋脉挛缩，肢体怠惰，耳鸣，久泻。常用于慢性肝炎、肝硬化、更年期综合征、尿崩症、不孕症、性功能减退、甲状腺功能减退等。

应用

 骨碎补饮

原料：骨碎补、黄芪、三七、乳香、没药各9克。

用法： 上述各味加水煎煮，沸后再煮 30 分钟。早晚分服。

功效： 补益肝肾，强筋健骨。适用于治疗骨关节结核。

🍲 **骨碎补散**

原料： 骨碎补、牡丹、虎胫骨（涂酥，炙令黄）、白芷、川芎、赤芍药、败蒲（烧灰）各 30 克，当归（锉，微炒）45 克。

用法： 以上各味研为细末，以温酒调下，每日 4 ~ 5 次。

功效： 补益肝肾，镇痛强骨。适用于腕折，手足热肿疼痛。

🍲 **骨碎补酒**

原料： 骨碎补、川断各 15 克，枸杞、杜仲各 10 克，白酒 500 毫升。

用法： 以上各味同入白酒中浸泡 15 天，即可服用。每日 2 次，每次 20 毫升。

功效： 补肝肾，壮筋骨。尤其适用于老人及体质虚弱者骨折。

🍲 **杜仲骨碎瘦肉汤**

原料： 猪瘦肉 200 克，骨碎补、云耳、米酒各 50 克，杜仲 40 克，盐、鸡精各适量。

用法： 将猪瘦肉洗净，块块；云耳浸透、洗净；将猪瘦肉块、骨碎补、云耳、米酒、杜仲一起放入沙锅中，加入适量水，煮沸后改用文火煲至材料熟烂，最后加盐、鸡精调味即可。

功效： 活血，强筋壮骨。适用于筋骨失养、中风后遗症者，以及老年人跌打损伤、下肢痹痛、腰背酸痛等症。

骨碎补粳米粥

原料： 粳米 100 克，骨碎补 12 克，干姜、附子各 10 克。

用法： 将骨碎补、附子、干姜同放入沙锅中，加适量水煎煮，滤渣取汁；加入淘洗干净的粳米、适量清水同煮成粥即可。

功效： 温阳益气，活血。适于中老年性关节炎患者食用，症见关节疼痛、屈伸不利等。

第七章
解表祛湿中药

解表药又称为"发表药"，"解"是指打开，"表"是指肌表。中医认为，病邪入侵人体其中一个途径就是通过肌表，对于病在浅表的疾病可以通过解表法打开肌表，向外发散病邪而使得身体得以痊愈。"湿"是指水湿、痰湿。祛湿利水中药的主要作用是通利水道、渗泄水湿。

茯苓——利水渗湿，健脾安神

【别名】云苓、玉灵、茯菟、万灵桂。

【产地】云南、湖北、四川。

【季节】小暑至秋分时采收。

【性味】性平，味甘、淡。

【归经】入心、脾、肾经。

【养生剂量】3～5克。

适应证

◎小便不利，水肿腹胀，少气乏力。多见于营养不良性水肿、妊娠水肿、高血压等。

◎痰饮咳喘，心悸气短，口干舌燥，肩背酸痛。一般见于伤寒、饮食劳欲、哮喘、失眠及一般心脑血管病。

◎食少倦怠，呕吐泄泻，气虚便溏。多见于黄疸、慢性肝炎、消化不良、慢性肠炎、小儿厌食等。

应用

 茯苓栗子粥

原料：栗子 25 克，茯苓 15 克，粳米 100 克，大枣 10 个。

用法：将茯苓洗净后研细，将栗子、大枣洗净后和粳米同煮，待半熟时徐徐加入茯苓末，搅匀后煮至栗子熟透即可。可依个人口味加入适量白糖食用。

功效：健脾益肾，利湿止泻。适用于脾胃虚弱所致消化不良，大便溏泄，呕逆少食。

 茯苓膏

原料：茯苓 500 克，炼蜜 1000 克。

用法：将茯苓洗净后研为细末，伴以炼蜜和匀，以文火熬成膏状，装瓶备用。一日 2 次，每次 12 克，以温开水冲服。

功效：健脾渗湿，减肥防癌。老年性浮肿、肥胖症患者以及经常服用较有裨益，也能预防癌症。

 茯苓山药肚

原料：茯苓 50 克，山药 20 克，猪肚 250 克，黄酒 2 克。

用法：将猪肚洗净，茯苓、淮山药装入肚内密封，淋上黄酒，撒上细盐，入锅加水慢炖至猪肚酥烂；将猪肚捞出剖开，将肚内茯苓和山药倒出冷却烘干，研末装瓶以备食用。

日服 3 次，每次服 10 克，以温开水送服。猪肚则可切片后蘸酱油食用。

功效：补肾益胃，健脾渗湿。适宜脾胃虚弱，食欲不振者食用；无病则可健身延年。

🍲 茯苓莲子糕

原料：茯苓、莲子、麦冬各 500 克，白糖、桂花各适量。

用法：茯苓切片，莲子以温水泡过后去皮、心。将茯苓、莲子、麦冬研为细末，放入白糖和桂花并拌匀，加入适量清水成糕坯，上笼以武火蒸 15～20 分钟即成。

功效：健脾益气，补心安神。适用于脾气虚弱所致饮食不振，心悸怔忡，口渴，乏力。

🍲 苓桂术甘汤

原料：茯苓 12 克，桂枝（去皮）9 克，白术、甘草（炙）各 6 克。

用法：上四味加水 1200 毫升，煮取 600 毫升，去滓，分温三服。

功效：健脾利湿。适用于脾气虚弱，中阳不足所致痰饮，目眩心悸，舌苔白滑，脉弦滑。

薏苡仁——健脾渗湿，利水消肿

【**别名**】薏苡仁、苡米、薏苡仁米、沟子米。

【**产地**】全国各地均有栽培。

【**季节**】多在秋季采收。

【**性味**】性凉，味甘、淡。

【**归经**】入肺、脾、胃经。

【**养生剂量**】50 ~ 100 克。

适应证

◎食欲不振，表虚自汗，筋脉挛急，少气乏力。常用于高血压、高血糖、肺癌、阑尾炎、病后体弱等。

◎水肿，肠燥便秘，小便淋沥，腹泻，干咳无痰，泄泻带下，肺痈等。常用于慢性肾炎、腹水、急性肠炎、风湿等。

应用

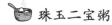 珠玉二宝粥

原料：薏苡仁 50 克，山药 150 克，柿饼 30 克，白糖 15 克。

用法：将山药洗净煮熟，去皮切丁。将薏苡仁洗净，用冷水浸泡约2小时后捞出沥干。将薏苡仁用武火煮沸后，继之以文火煮至粥状，再加入山药丁、柿饼和白糖，煮熟即可随意服用。

功效：补肺利湿、清热排脓。适用于懒进饮食、虚热劳嗽及患多种恶性肿瘤者食用。

🍲 参苓白术散

原料：人参、茯苓、白术（炒）、甘草、山药各100克，白扁豆（炒）75克，薏苡仁（炒）、莲子、砂仁、桔梗各50克。

用法：以上各味药共研为细末，过筛混匀。

功效：补脾胃，益肺气。适用于脾胃虚弱、肺气不足所致气短咳嗽、肢倦乏力等症。

🍲 薏苡瓜瓣桃仁汤

原料：薏苡仁15克，冬瓜子30克，桃仁10克，牡丹皮6克。

用法：以上各味药加水适量，煎至沸，再煮40分钟即成。

功效：清热利湿，活血化瘀。适用于肺虚水停所致肠痈拘挛腹痛、大便秘结、小便短赤等症。

🍲 薏苡仁冬瓜排骨汤

原料：排骨200克，薏苡仁30克，冬瓜200克，葱段、姜片、香菜末、盐各适量，胡椒粉少许。

用法：冬瓜洗净，去皮，切块；将排骨剁块，入开水锅中，煮开后撇去浮沫，放入葱段、姜片，放入淘洗干净的薏苡仁，改用文火炖煮半小时，然后加入冬瓜块煮至材料熟软，调入盐、胡椒粉稍煮，关火后撒入香菜末即可。

功效：清热祛暑，利水消肿，解渴。

赤小豆——利水消肿，除热解毒

【**别名**】红小豆、赤豆、红饭豆、米赤豆。

【**产地**】全国各地普遍栽培。

【**季节**】夏、秋季采收。

【**性味**】性平，味甘、酸。

【**归经**】入心、小肠经。

【**养生剂量**】50～100克。

适应证

◎水肿胀满，脚气浮肿，黄疸，泻痢，便血，尿赤，痈肿疮毒，肠痈腹痛，风湿热痹。适用于流行性腮腺炎、肝硬化腹水等。

应用

 黑米赤小豆饭

原料： 黑米250克，赤小豆100克，红糖6克。

用法： 将黑米、赤小豆洗净，用清水浸泡12小时；把黑米、赤小豆放入锅内，加少量清水，用大火煮沸后，加入红糖调味，再用文火焖成米饭即可食用。

功效： 大补气血，滋阴益肾，抗衰健身，是中老年人养生滋补品。

 小米糯米赤小豆粥

原料： 小米100克，糯米300克，赤小豆200克，白糖6克，碱2克。

用法： 将赤小豆洗净倒入锅内，加适量水先煮至快熟时，加入糯米、大米、大量水，放上碱烧沸，转微火煮30分钟左右，粥发黏即可。食时将粥盛入大碗内，可加白糖调味。

功效： 补中益气，健脾和胃，适用于脾胃虚热、反胃呕吐、消渴、泄泻等。

赤小豆鲤鱼汤

原料： 赤小豆100克，鲤鱼250克，大枣10枚，蒜瓣、陈皮、姜片、盐各少许。

用法：将赤小豆、陈皮、大枣提前入清水浸泡，沥干；将鲤鱼洗净，同赤小豆、大枣、蒜瓣、陈皮、姜片一起放瓷罐内，加水 500 毫升，以武火煮开后加盐，炖至熟烂。每日 1 剂。

功效：健脾行水，消肿瘦身。

生姜——温中散寒，发汗解表

【**别名**】鲜姜。

【**产地**】江西、湖北、福建、云南等省。

【**季节**】10 ~ 12 月采挖。

【**性味**】性微温，味辛。

【**归经**】入肺、脾、胃经。

【**养生剂量**】5 ~ 10 克。

适应证

◎饮食减少，胃痛，腹中冷痛，呕吐泄泻。常用于风寒感冒、寒痰咳嗽、慢性胃炎、胃下垂等症。

应用

 参苓粥

原料： 人参、白茯苓、生姜各 10 克，粳米 100 克。

用法： 上述三味以水煎煮至沸，去渣后取汁，将粳米加入药汁内煮粥，待粥熟后加入适量精盐即可。

功效： 益气补虚，健脾养胃。适用于脾气亏虚、胃气不和所致不思饮食、虚羸少气等症。

生姜山药羊肉汤

原料： 生姜 15 克，山药 50 克，羊肉 500 克，胡椒粉 6 克，黄酒 20 毫升，葱白 30 克，精盐 3 克。

用法： 将羊肉去筋洗净，入水焯过；淮山药以冷水泡透切段；葱白洗净切段，生姜拍破。将羊肉、山药放入碗中，加水及姜等调料，先以大火烧沸去沫，再用小火炖至熟烂，捞出羊肉，放凉后切片，装入碗内。原汤去掉姜和葱白，加调味品，即可服用。羊肉和汤皆可服用。

功效： 补益脾胃。适用于脾胃虚弱所致咳嗽气少、身体消瘦、营养不良等症。

柴胡——和解退热，疏肝解郁

【**别名**】地薰、芸蒿、山菜、茈胡、茹草。

【**产地**】湖北、四川等省。

【**季节**】春秋季采挖。

【**性味**】性微寒，味苦、辛。

【**归经**】入肝经、胆经。

【**养生剂量**】6～10克。

适应证

◎感冒发热，寒热往来，疟疾，肝郁气滞，胸肋胀痛，脱肛，子宫脱落，月经不调等症。常用于流行性感冒、流行性腮腺炎、肝炎、癌症等。

应用

 柴胡疏肝粥

原料： 柴胡、白芍、香附子、枳壳、川芎、甘草、麦芽各

10 克，粳米 100 克，白糖适量。

用法：将上七味药煎取浓汁，去渣，粳米淘净与药汁同煮成粥，加入白糖稍煮即可。每日 2 次，温热服。

功效：疏肝解郁，理气宽中。适用于慢性肝炎、肝郁气滞之胁痛低热者。

柴郁莲子粥

原料：柴胡、郁金各 10 克，莲子 15 克，粳米 100 克，白糖适量。

用法：将莲子去心，捣成粗末；柴胡、郁金放入沙锅中，加适量水，煎煮后滤渣取汁，加入莲子、粳米煮至粥成，加白糖调味即成。

功效：疏肝解郁，固摄乳汁。适用于防治产后肝气郁结所致乳汁自出等症。

柴胡猪肝汤

原料：猪肝 200 克，柴胡 6 克，枸杞子 3 克，小葱 2 株，盐适量。

用法：将猪肝浸泡后洗净，切片后入开水锅汆汤；小葱择洗净，切段；柴胡洗净后放入沙锅中，加入 1500 毫升清水，以武火煮开后改用文火煮 15 分钟，放入猪肝片、枸杞子、葱段煮开后关火，加盐调味即可。

功效：降温清热，疏肝解郁，明目。

第八章
清热解毒中药

　　清热解毒属于清热法之一。凡以清解里热为主要作用的药物都可以成为清热解毒药。里热就是指热邪内侵脏腑或阴液亏损所致虚热内生的病症，内里发热，就会表现为面红身热、舌质红、苔黄、目赤肿痛、咽喉肿痛、痈肿疮毒、痢疾等。常见的清热解毒中药有金银花、绿豆、决明子等。

金银花——清热解毒，疏风散热

【别名】忍冬、金银藤、银藤、二色花藤、二宝藤。

【产地】分布于我国各省。

【季节】5 ~ 6月份。

【性味】性寒，味甘。

【归经】入肺、胃经。

【养生剂量】10 ~ 20克。

适应证

◎外感风热，身热头痛，心烦少寐，神昏舌绛，咽干口燥，热毒痢疾，下痢脓血，湿温阻喉，咽喉肿痛，肠痈肺痈。常用于呼吸道炎症、暑热泻痢、高血脂等。

应用

 金银花枸杞果茶

原料：金银花12克，枸杞子10粒，冰糖10克，无花果

1个。

用法：将无花果洗净切片；将金银花、枸杞子入清水稍浸泡，沥干；所有材料均放入茶杯中，以沸水冲泡，盖盖闷10～15分钟后即可饮用，代茶频饮。

功效：清热解暑，益肝明目。

 金银花粥

原料：金银花15克，大米100克，白糖适量。

用法：将金银花择洗干净，入沙锅中，加清水适量，煎煮片刻，滤渣取汁，加大米煮粥，待熟时调入白糖，再煮一二沸即成，每日1~2剂，连续3~5天。

功效：清热解毒，适用于风热感冒，温热病，疮疡疖肿，热毒血痢等。

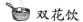 双花饮

原料：金银花、菊花、山楂各50克，蜂蜜5克。

用法：将金银花、菊花和山楂入清水中稍浸泡，放入沙锅中，加入适量水，煎煮片刻，滤渣取汁，加蜂蜜调服。或将材料入茶杯中，以沸水冲泡，加入蜂蜜调服。

功效：清热解暑，润喉解渴。适用于暑天身热、咽痛、高血压、高血脂、冠心病患者。

金银花苦瓜汤

原料: 苦瓜 200 克,金银花 15 克。

用法: 将苦瓜洗净,剖开,去瓤及籽,切片,同金银花一起放入沙锅中,加适量清水煎煮成汤,即可饮用。

功效: 清心祛火,利尿通淋,明目解毒。适用于伤暑身热,热天烦渴,小便少而赤,目赤等。

绿豆——清热解毒,消暑解渴

【别名】青小豆。

【产地】全国各地均有种植,以云南、内蒙古、黑龙江、吉林等省产量大。

【季节】8 ~ 9 月份。

【性味】性寒,味甘。

【归经】入心、胃经。

【养生剂量】15 ~ 30 克,大剂量 120 克。

适应证

◎暑热烦渴，感冒发热，霍乱吐泻，痰热哮喘，头痛目赤，口舌生疮，水肿尿少，疮疡痈肿。

◎风疹丹毒，药物及食物中毒。

应用

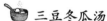 三豆冬瓜汤

原料： 冬瓜500克，绿豆、赤小豆、白扁豆各50克，盐3克。

用法： 将冬瓜去皮后洗净，并切成块；将绿豆、赤小豆、白扁豆一同置于锅中，加入适量清水煮沸；加入冬瓜块煮至豆熟汤浓；再加入适量精盐、味精等调味即可。

功效： 本品具有清热利湿之功效，适于湿热内盛所致的口干口苦、头昏目眩、肢体沉重、小便热赤及高血压、高脂血症脂肪肝等患者食用。

杨梅绿豆粥

原料： 糯米150克，绿豆50克，杨梅30克，白糖15克。

用法： 糯米、绿豆淘洗干净，用冷水浸泡3小时，捞出，沥干水分；杨梅漂洗干净；锅中加入约2000毫升冷水，将糯米和绿豆一同放入，先用旺火烧沸；用小火煮至米花、豆烂；加杨梅、白糖搅拌均匀，盛入碗中即可。

功效：防暑，清热解毒，健脾开胃。

🍲 薏苡仁绿豆老鸭汤

原料：老鸭1800克，薏苡仁、绿豆各38克，陈皮、老姜各25克，花椒5克，盐10克。

用法：老鸭去内脏，切半，切掉鸭尾，洗净，汆烫；陈皮用水浸软，刮去瓤。其他材料洗净；将清水煮沸，把各种材料放入煲内，用大火煮20分钟，再改用小火熬煮2小时，下盐调味，即可饮用。

功效：此汤消暑清热，健脾益脏腑。

🍲 绿豆百合粥

原料：绿豆100克，百合（干）、冰糖各20克，大米10克，冰糖20克。

用法：将绿豆提前入水浸泡30分钟至1小时，洗净，沥干；将百合洗净后撕成小片，同绿豆、大米一同放入沙锅中，加500毫升清水煮开，以文火慢炖至粥将熟时，加入冰糖，煮至冰糖融化即可。

功效：清热解暑，安神去燥，利尿解毒。

🍲 绿豆荸荠粥

原料：绿豆60克，荸荠、大米各100克。

用法：将荸荠洗净，去皮，切成小块；绿豆、大米均淘洗净；沙锅内加水适量，放入绿豆、大米煮粥，六成熟时加入荸荠块，再煮至粥熟即成。每日1～2次，可长期服食。

功效：清热解毒，利尿消肿，利湿止渴。适用于急、慢性肺炎。

决明子——滋肝明目，润肠通便

【**别名**】草决明、马蹄决明、假绿豆。

【**产地**】江苏、安徽、广西、云南产最佳。

【**季节**】9～10月果熟时采摘。

【**性味**】性寒，味甘、苦、咸。

【**归经**】入肝、肾经。

【**养生剂量**】9～15克。

适应证

◎头痛晕眩，心烦耳鸣，饮食不振，目赤肿痛，大便秘结。常用于高血压头痛、肾炎、糖尿病、青光眼等症。

应用

 决明双菊降压饮

原料： 决明子 270 克，甜菊叶 20 克，菊花 10 克。

用法： 以上各味药碎成粗粉，过筛和匀，装袋待服，每袋重 3 克。以开水冲泡服用。

功效： 滋阴补肝。适用于肝阴不足所致高血压、高血脂等症。

菊花决明汤

原料： 决明子 125 克，菊花 60 克，车前子（另布包）25 克，蜂蜜适量。

用法： 决明子、菊花、车前子洗净入锅，加清水适量，以文火煲 1 小时，即可取汁，加蜜糖调服。每日 3 ~ 4 次，每次 1 杯。

功效： 清肝明目，疏散风热。适用于肝热阴虚所致目涩畏光，眼睑赤肿，睑球充血、水肿或有黏性分泌物，并可伴有发热头痛。

决明子海带汤

原料： 决明子 10 克，鲜海带 60 克，调料适量。

用法： 海带泡发，洗净，切丝；决明子洗净。将海带与决明子一同入锅，加适量清水，炖 1 小时以上，至海带熟，加适量调料即可服用。

功效： 清肝，明目，化痰。适于高血压患者食用。

薄荷——疏散风热，利咽透疹

【别名】野薄荷、夜息香、鱼香草、水母草、仁丹草。

【产地】主产于江苏、浙江、湖南等地。

【季节】夏、秋二季。

【性味】性凉，味辛。

【归经】入肺、肝经。

【养生剂量】3～6克。

适应证

◎感冒发热，头痛，咽喉肿痛，无汗，风火赤眼，风疹，皮肤瘙痒，疝痛，神经痛。常用于病毒性感冒、口臭、食积不化、脘腹胀满等症。

应用

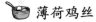 薄荷鸡丝

原料：鸡脯肉200克，薄荷梗150克，蛋清、淀粉、葱末、

姜末、盐、料酒、味精各适量，花椒油少许。

用法：将鸡脯肉洗净，切成细丝，加蛋清、淀粉、盐拌匀；将薄荷梗洗净，切段；锅内热油，放入拌好的鸡丝滑油，捞出。另起锅，加底油，下葱末、姜末炒香，加薄荷梗、鸡丝略炒，调入盐、味精、料酒炒熟，出锅前淋入花椒油即可。

功效：去火解暑。

薄荷粥

原料：薄荷 30 克，金银花 20 克，大米 50 克。

用法：将薄荷、金银花放入沙锅中，加适量清水煎煮10 ~ 15 分钟，滤渣取汁，加入大米煮至粥成。

功效：促进食欲，疏风散热。

玫瑰薄荷茶

原料：薄荷 15 克，玫瑰花 2 ~ 3 朵，蜂蜜适量。

用法：将薄荷洗净，放入沙锅中，以水煎煮 3 分钟后放入玫瑰花，需煮 2 分钟后关火，调入蜂蜜即可饮用。

功效：散风热，疏肝解郁，行气安神。

薄荷莲子羹

原料：薄荷梗 25 克，莲子 100 克，白糖 20 克，水淀粉少许。

用法：将薄荷梗洗净后放入沙锅中，加适量清水煮开后，改用文火煮 15 分钟，去渣取汁；将莲子去心，同薄荷汁放入锅内，加水，煮开后用文火炖煮至莲子软烂，调入白糖煮至融化，出锅前倒入水淀粉搅匀即可。

功效：补肾健脾，养心安神。

知母——清热泻火，生津润燥

【别名】水须、连母、穿地龙。

【产地】东北、河北、山西等。

【季节】春秋两季采挖。

【性味】性寒，味甘、苦。

【归经】入肺、胃、肾经。

【养生剂量】6 ~ 12 克。

适应证

◎腰膝酸软，头晕目眩，身体消，须发早白，大便干结，遗精，舌尖红，脉细数等。常用于慢性肾炎、慢性肝炎、性功能衰退、阳痿早泄等。

◎面色萎黄，干咳少痰，倦困乏力，口渴多饮，心烦失眠。常用于肺结核、糖尿病、高血脂、高血压、冠心病、心绞痛、病后体弱诸症。

应用

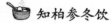 知柏参冬饮

原料：知母、黄柏各9克，人参6钱，麦冬15克，广皮3克，甘草1克。

用法：以上各味药加水适量，煎沸后再煮半小时，取汁服用。日服2次。

功效：补益肝肾，滋阴降火。适用于肝肾阴虚、虚火内扰所致面黄肌瘦，神疲乏力，心烦失眠，头晕耳鸣，脉数有热。

知母汤

原料：知母6克，石膏（碎，裹）12克，贝母、干葛、芍药、黄芩、栀子仁（擘）各9克，杏仁（去皮、尖、双仁）3克。

用法：以上各味药切碎，加水700毫升煎煮，取汁300毫升服用。分3次服，间隔1小时服1次。

功效：滋阴补肾。适用于肾阴亏虚所致骨节疼痛，头疼，咳嗽，气喘，痰鸣，发热，脉沉数。

第九章
止咳化痰中药

　　凡是以祛痰、消痰、制止和减轻咳嗽气喘为主要作用的中药都可以称之为止咳化痰中药。止咳化痰中药大多性寒凉，适用于治疗痰热互结、壅闭于肺，致使肺失宣降所引起的咳嗽、痰多、胸闷、气喘、干咳少痰以及湿热水肿、肠燥便秘等症。常见的止咳化痰中药有川贝母、枇杷、白果等。

川贝母——清热润肺，化痰止咳

【**别名**】川贝。

【**产地**】四川、云南、西藏。

【**季节**】7～9月苗枯时采挖。

【**性味**】性平，味甘、苦。

【**归经**】入肺经。

【**养生剂量**】5～10克。

适应证

◎燥热咳嗽，劳嗽咳血，干咳痰黏，痰中带血，痰少咽燥，咽喉肿痛，声音低哑，消渴便秘。常用于肺结核、支气管炎、扁桃体炎、百日咳、糖尿病等。

应用

 二母散

原料：贝母（去心）、知母（去皮、毛）各60克，百药煎 30 克，乌梅肉适量。

用法： 以上各味药研为细末，将乌梅肉蒸熟捣烂后为丸，如梧桐子大小。每服 30 丸。睡前或食后用，以连皮姜汤送下。

功效： 清肺润燥，化痰止咳。适用于肺阴虚所致久咳，痰少咽燥，哮喘。

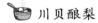 川贝酿梨

原料： 川贝母 12 克，雪梨 6 个，冬瓜条、糯米各 100 克，冰糖 180 克，白矾适量。

用法： 将糯米淘洗干净蒸饭，冬瓜切成粒，贝母打碎，白矾溶化成水，分别待用。将雪梨去皮，挖出梨核后浸没在白矾水内，然后在沸水中稍烫，再放入凉水冷却。将糯米饭、冬瓜条加入适量冰糖拌匀后，同川贝母分成六等份，分装入雪梨中，盖好装碗，上笼，以沸水蒸约 50 分钟至梨烂。同时另置锅内煮清水 300 克至沸，加入冰糖，收浓汁，均匀浇在雪梨上。早晚各服 1 次，每次食用雪梨 1 个。

功效： 润肺消痰。适用于肺阴虚弱所致肺痨咳嗽，干咳，咯血。

川贝冰糖炖饭汤

原料： 川贝母 9 克，冰糖 15 克，米汤 200 毫升。

用法： 将川贝母、冰糖加入米汤之中，隔水炖服。

功效： 润肺清热，止咳去痰。尤其适用于小儿百日咳。

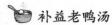 补益老鸭汤

原料：川贝母、北杏仁各 6 克，党参、熟地黄各 15 克，老鸭半只。

用法：各味洗净，北杏仁以开水泡烫去衣，老鸭斩件。全部原料同放入锅中，加适量清水，以武火煮沸，继之以文火煮 2 ~ 3 小时，调味即可食用。

功效：补肺益气，宣肺下痰。适用于肺气阴两虚所致咳嗽浓痰，胸痛气短。

川贝雪梨粥

原料：川贝母 10 克，雪梨 2 个，粳米 50 克，冰糖适量。

用法：将雪梨洗净打汁，川贝母研为细末，粳米煮成稀粥。粥将熟时将雪梨汁和川贝母末及冰糖加入，稍煮即可。

功效：滋阴润肺。适用于肺阴亏虚所致咳嗽，气短，口干。

川贝冬瓜炖田鸡

原料：干贝母 80 克，冬瓜、田鸡各 500 克，陈皮、姜片各适量。

用法：田鸡剥皮，去杂，去头脚、洗净后切块，置于沸水之中氽过，抹干水分，加适量陈皮，放入大炖盘中，并加适量清水。将干贝母洗净，置于小盅内上蒸笼蒸 10 分钟，加入姜片，再蒸 1 小时左右。将冬瓜去皮、瓤，洗净后切块，置于沸水之

中氽过，入炖盘，加入精盐和味精，再上蒸笼蒸半小时。熟后将干贝母撒在田鸡上，去生姜，吃冬瓜、干贝母和田鸡。

功效：滋阴养肺，化痰止咳。适用于糖尿病、冠心病、高血压等患者服用。无病也有减肥和强健作用。

枇杷——清肺止咳，和胃降逆

【**别名**】芦橘、金丸、芦枝。

【**产地**】四川、江苏、湖北、福建。

【**季节**】多在 5 ~ 6 月采收。

【**性味**】性平，味甘、酸。

【**归经**】入肺、脾、肝经。

【**养生剂量**】

适应证

◎咳喘不止，烦渴，呕逆，饮食不下，少气乏力，劳伤吐血。常用于肺结核、慢性肝炎、慢性胃炎、慢性肠炎、小儿惊风发热、消化不良、坏血病等。

◎水肿，肠燥便秘，小便不利，大便燥结，干痰。常用于慢性肾炎、腹水、慢性支气管炎、急性肠炎、气管炎等。

应用

 枇杷止咳饮

原料： 枇杷 100 克。

用法： 将枇杷剥开，将其果核捣碎，加水适量煎煮，沸后再煮 30 分钟，即可随意服用。

功效： 清热止咳，益气生津。适用于因各种原因而咳喘不止者。

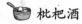 枇杷粥

原料： 枇杷 250 克，粳米 50 克，冰糖适量。

用法： 将粳米淘洗干净，将冰糖置于水中蒸煮数分钟后加入粳米，熟后加入枇杷，煮 10 分钟即可服用。

功效： 补益肺气，清热止咳。适用于热性咳嗽、咳脓痰与咳血等重症。

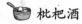 枇杷酒

原料： 枇杷 600 克，柠檬皮 10 克，香草豆 6 克，丁香 2 克，脱臭酒精 800 毫升（也可以用低度糯米酒），白糖 450 克，冷开水 1100 毫升。

用法：枇杷洗净，去皮、核；往锅内放入白糖和少量沸水，充分溶解后加入枇杷浸泡2小时，将香草豆捣碎后放入，搅拌均匀；柠檬皮洗净后，放入温水中浸泡30分钟，切丝。往容器内加脱臭酒精，然后将柠檬皮丝放入，浸泡30分钟。将枇杷混合液放入另一个容器中，再将柠檬混合液放入，搅拌均匀后倒入冷开水，静置后贮存，1耀2个月后即可滤渣取酒液饮用。

功效：祛痰止咳，生津润肺，清热健胃。适用于肺气不足所致咳嗽、喉咙疼痛等症。常服有保健功能，可预防疾病发生。

🍲 **枇杷膏**

原料：枇杷叶（去毛）2500克，莲子（去心）、生地、麦冬、大枣、玄参（去节）各300克，川贝、天冬各150克。

用法：上述各味加水适量熬煮，沸后再煮30分钟，取汁去滓，将汁炼至滴毛头纸上，背面不阴时即可收清膏，清膏每1斤兑蜜2斤，装瓶待用。

功效：清肺润燥，止咳化痰。适用于肺热燥咳、痰少咽干等症。

杏仁——止咳平喘，润肠通便

【**别名**】杏核仁、杏子、木落子、苦杏仁、杏梅仁。

【**产地**】多栽培于低山地或丘陵山地，主产于华北、东北、西北地区。

【**季节**】夏季采收。

【**性味**】性微温，味苦，有小毒。

【**归经**】入肺、大肠经。

【**养生剂量**】4.5 ～ 9 克。

适应证

◎咳嗽气喘，胸闷痰多，血虚津枯，肠燥便秘。常用于慢性气管炎、便秘、雀斑等。

应用

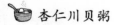 杏仁川贝粥

原料：杏仁 10 克，川贝 6 克，粳米 100 克，冰糖适量。

用法： 将川贝洗净，粳米淘洗净，同杏仁一起放入沙锅中，加入 1000 毫升清水，烧开后改用文火慢炖，直至粥成，调入冰糖，煮至融化，关火，稍闷即成。

功效： 养阴清肺，化痰止咳。

 杏仁茶

原料： 苦杏仁、冬瓜子、麻子仁各 10 克。

用法： 将苦杏仁、冬瓜子、麻子仁均放入热水中浸泡 8 ~ 10 分钟，然后去皮，捣烂，放入沙锅中，加水适量清水，煎煮片刻即可。代茶温饮。

功效： 止咳平喘，清肺化痰。适用于大便干燥、腹痛不适、口干舌燥者。

萝卜杏仁牛肺汤

原料： 白萝卜 500 克，苦杏仁 15 克，牛肺 250 克，生姜汁、料酒、盐各适量。

用法： 将白萝卜洗净，切块；苦杏仁去皮尖；牛肺洗净后放入开水锅中余汤，切片。锅置火上，加少许油，放入牛肺片稍炒，加入生姜汁、适量清水煮开，放入白萝卜块、苦杏仁、料酒煮至材料熟，调入盐即可。

功效： 清肺化痰。适用于慢性支气管炎患者。

🍲 二果猪肺汤

原料： 苦杏仁 10 克，罗汉果 15 克，无花果 50 克，猪肺 250 克，料酒、盐、味精各适量。

用法： 将苦杏仁用温开水泡发，去尖；将罗汉果、无花果分别洗净，晾干，切片；将猪肺如清水中漂洗干净后切片，入开水锅中稍煮，撇去浮沫，加入料酒、杏仁，文火炖煮至猪肺熟软，放入罗汉果片、无花果片，继续炖煮半小时，最后调入盐、味精即成。

功效： 养阴清肺，化痰止咳。

🌀 白果——敛肺定喘，止带缩尿

【**别名**】银杏子、公孙树子。

【**产地**】我国 22 个省、3 个直辖市均有分布。

【**季节**】9 ~ 10 月份。

【**性味**】性寒，味甘、苦，有小毒。

【**归经**】入心、肺、肾经。

【**养生剂量**】5 ~ 8 克。

适应证

◎痰多喘咳，带下白浊，遗尿尿频。常用于治疗脑血栓、阿尔茨海默病、高血压、高血脂、冠心病、动脉硬化等。

应用

 白果雪梨汤

原料： 白果 20 颗，雪梨 1 个，牛奶、白糖、蜂蜜、水淀粉各适量。

用法： 白果去皮，放入锅中，煮 10 分钟，取出，去掉内皮；雪梨去皮，切成小块；小锅内放适量清水，放入白果和梨块，煮至白果熟透；倒入牛奶，烧开；加适量白糖和蜂蜜；倒入适量水淀粉，烧开即可。

功效： 清肺，润肤，生津化痰。

 白果猪肚汤

原料： 白果 10 ~ 20 颗，猪肚 200 克，芡实、薏苡仁各 50 克，大枣 10 枚，淀粉、胡椒粉、盐、酱油各适量。

用法： 翻转猪肚除去脂肪，用盐和淀粉揉搓，用清水冲洗净，入开水锅中汆烫，用清水冲洗干净，切片；将白果用热水浸泡后去皮；将芡实、薏苡仁洗净，大枣洗净去核；锅内热水，放入猪肚片、芡实、薏苡仁和大枣，煮开后改用文火煮 30 分钟，放入白果继续煲 20 分钟，调入胡椒粉、盐、酱油稍煮即可。

功效：健脾开胃，补虚损，滋阴消肿，补而不燥。

罗汉果——滋阴清肺，止咳润肠

【**别名**】拉汉果、假苦瓜。

【**产地**】广东、广西、福建、江西。

【**季节**】秋季果熟时采摘。

【**性味**】性凉，味甘。

【**归经**】入脾、肺经。

【**养生剂量**】9～15 克，大剂量 50 克。

适应证

◎痰火咳嗽，便秘，百日咳，脉细数。常用于肺结核、慢性肺炎、心律失常、哮喘、糖尿病、高血压、急慢性支气管炎、冠心病等。

◎咽喉肿痛，声音嘶哑。常用于慢性肺炎、慢性胃炎、糖尿病、急慢性扁桃体炎、咽喉炎等。

应用

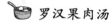 罗汉果肉汤

原料： 罗汉果 50 克，猪瘦肉 100 克。

用法： 将罗汉果打破，猪肉切片，加水适量，煮熟加盐调味即可服食。

功效： 清肺润燥，补虚益血。适用于肺阴虚弱所致久咳有热或肺痨咳嗽等症。

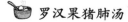 罗汉果大枣茶

原料： 罗汉果 1 个，莲藕 1 节，干大枣 7 枚，冰糖 45 克，清水 600 毫升。

用法： 将莲藕洗净、削皮并切片，大枣置于温水中浸泡 15 分钟后洗净。将冰糖加入清水中烧沸，放入罗汉果与大枣，再熬煮约 20 分钟。继之将藕片放入，熬煮 15 分钟即成。

功效： 滋阴清热。适用于肺阴不足诸症。

 罗汉果猪肺汤

原料： 罗汉果 1 个，猪肺 250 克，生姜、料酒、油、盐、味精各适量。

用法： 将猪肺切小块，挤出泡沫。锅内入油，入姜片爆香，倒入猪肺翻炒，浇料酒，与罗汉果一同入沙锅，加清水适量煮汤，先以大火烧开，再转以小火煲30分钟，加盐、鸡精调味即可。

功效： 滋补肺阴，清利咽膈。适用于肺阴不足所致痰火咳嗽，咽干喉痛，咳痰黏稠。

清心润肺汤

原料： 腔骨300克，猪通脊200克，罗汉果、百合、南杏各10克，剑花30克，玉竹20克，大枣2枚，蜜枣4枚，老姜1块，精盐适量。

用法： 腔骨、猪通脊洗净，猪通脊切成小块。姜片拍碎。锅中倒水，以大火将水煮沸，倒入腔骨和猪通脊，焯烫至变色后捞出，冲掉浮末，洗净锅内汤料。将腔骨和猪通脊块倒入汤煲，加入约2000毫升清水并以大火煎煮。沸后撇去浮沫，入姜、汤料，盖上以小火慢煲2小时即可。喝前可加适量精盐。

功效： 清心润肺，滋阴养胃。适用于阴血不足所致痰火咳嗽、便秘、百日咳等。

第十章
理气调中中药

　　凡是以舒畅气机、调理脏腑功能、消除气滞为主要作用的药物，都能称为理气药，又称为行气药。理气调中药大多性温，具有行气消胀、解郁止痛、降逆等作用。常用于治疗脾胃气滞、气机紊乱所致的恶心呕吐、胃腹胀满、泻痢不爽等症。常见的理气调中中药有陈皮、佛手、香附、肉豆蔻等。

陈皮——理气健脾，燥湿化痰

【**别名**】橘皮、贵老等。

【**产地**】长江以南各地区。

【**季节**】10 ~ 12 月采收。

【**性味**】性温，味辛、苦。

【**归经**】入肺、脾、胃经。

【**养生剂量**】5 ~ 10 克。

适应证

◎饮食不下，少气乏力，头痛身痛，便溏泄泻，痰多咳嗽，畏风自汗。多见于肺气肿、慢性支气管炎、哮喘、慢性胃炎、食道炎、慢性肠炎等。

◎水肿，肠燥便秘，小便不利，痰湿壅肺，脘腹胀满或疼痛。多见于慢性肾炎、慢性支气管炎、急性肠炎等。

应用

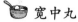 宽中丸

原料：陈皮 120 克，白术 60 克。

用法：将两味药材研为细末，以酒和丸成梧桐子大小。饭前服用，一次服用 30 丸左右。

功效：行气益肺。适用于脾胃不调、寒气聚于体内的各种病症。

陈皮枳术丸

原料：陈皮、枳实各 30 克，白术 60 克。

用法：将三味药材研为细末，以荷叶裹烧，制丸成绿豆大小。以白汤服下，一次服用 50 丸左右。

功效：行气利水，补益脾肺。适用于元气虚弱、饮食不消、心下痞闷等症。

陈皮汤

原料：陈皮 120 克，生姜 150 克。

用法：将两味药材加入 8 升左右水，煮取 3 升。每次服用 1 升。

功效：补益肺虚。适用于干呕哕逆、手足厥冷等症。

陈皮油烫鸡

原料：陈皮 25 克，嫩公鸡 1 只，冰糖 25 克，生姜、葱各

10克，花椒2克，精盐5克，芝麻油3毫升，菜油1000毫升，卤汁适量。

用法：陈皮洗净后切丝，分等份；公鸡褪毛、去内脏，冲洗干净；葱姜拍碎。锅内加适量清水，下姜、葱、精盐、花椒，烧沸后将鸡和一半陈皮同下，煮沸20分钟后将鸡捞出晾凉，撇汤不用。将卤汁倒入锅中，烧沸后将鸡下入，卤熟后捞起。将锅洗净，加入少许卤汁，下冰糖、精盐收取浓汁，调好后均匀抹在鸡上。锅洗净，倒入菜油，烧至油泡散尽、青烟尽冒，关火等油温稍降，将其他陈皮全部入锅炸酥，再用油将鸡反复淋烫，直至其颜色红亮，将芝麻油抹上一层。装盘后将已经炸酥的陈皮丝撒在鸡上。

功效：补肺益气，行气化痰。适用于肺气虚弱所致咳嗽、咳痰，心悸气短，纳少食呆。

肉豆蔻——温中行气，涩肠止泻

【**别名**】迦拘勒、豆蔻、肉果、顶头肉、玉果、扎地、麻失。

【**产地**】分布于我国台湾、广东、云南等地。

【**季节**】冬、春季采收。

【**性味**】性温，味辛。

【**归经**】入脾、胃、大肠、肾经。

【**养生剂量**】1.5 ～ 6 克。

适应证

◎湿浊中阻，不思饮食，湿温初起，胸闷不饥，脾胃虚寒，久泻久痢，寒湿呕逆，胸腹胀痛，食积不消，食少呕吐等。

应用

 豆蔻粥

原料：肉豆蔻 3 克，生姜 3 片，粳米 50 克。

用法：将肉豆蔻、生姜择净，放入沙锅中，加清水适量，浸泡 5 ～ 10 分钟后，水煎取汁，加入粳米同煮成粥。或将豆蔻、生姜研细，待粥熟时调入粥中，再煮一二沸即成，每日 1 剂，连续 5 ～ 7 天。

功效：温中散寒，健脾止泻。适用于湿阻中焦、脘腹疼痛、纳食不香、肠鸣泻泄、恶心欲呕、肢体重困等症。

砂蔻蒸鱼

原料：草鱼 1 条，砂仁、肉豆蔻、党参、白术各 10 克，姜、大葱各5克，花椒、味精各2克，料酒3克。

用法：将砂仁、豆蔻、党参和白术烘干粉末；葱切葱花，姜切片；草鱼宰杀洗净，用刀在鱼身划几刀，用盐、料酒、味精和药粉均匀地涂抹鱼身内外，将姜片、葱段放入鱼腹内，上笼蒸约40分钟即可。

功效：温中散寒，行气止痛。

白术——健脾益气，消食利水

【**别名**】于术、冬术、山精、山连。

【**产地**】浙江、安徽。

【**季节**】霜降至立冬时节采收。

【**性味**】性温，味甘、苦。

【**归经**】入脾、胃经。

【**养生剂量**】6～12克。

适应证

◎饮食减少，脘腹胀闷，大便稀薄，少气乏力。常用于慢性肝炎、慢性胃炎、消化不良、胃下垂、慢性肠炎、视网膜色素变性、萎缩性鼻炎等。

◎水肿，小便不利，痰饮咳喘，眩晕。常用于慢性肾炎、肾病综合征、营养不良性水肿、妊娠水肿、慢性支气管炎、肺源性心脏病、高血压等。

应用

 术枣饼

原料： 生白术、大枣各 250 克。

用法： 将白术洗净，干燥，研成粉末，焙干。将大枣洗净，煮熟，去核，捣烂如泥。将大枣泥与白术末混合，做成小饼，烘干后食用。每次 3 ~ 5 个，1 日 2 次，用山药煎汤送服。

功效： 补益脾胃，和中止泻。适用于脾胃虚弱所致的大便溏泄、饮食减少等症。

白术膏

原料： 白术、炼蜜各 2000 克。

用法： 将白术洗净，切碎，加清水浸泡 12 小时，水煎 3 次，分次过滤。将滤液合并，用文火煎熬，浓缩至膏状，以不渗纸为度。兑入炼蜜，调匀成膏。每次食用 15 克，1 日 2 次，白开水冲服。

功效: 补中益气,健脾和胃。适用于脾胃虚弱所致食欲减退、精神不振、消瘦乏力等症。

🥘 芪术粥

原料: 白术 10 克,黄芪(炙)30 克,粳米 60 克,白糖适量。

用法: 白术、黄芪切片,用冷水浸泡约 30 分钟后捞起,入沙锅加适量水煎沸,取汁,再以同样方法煎取浓汁,将两汁合并,分成两份,早晚各服 1 份,服时加 30 克粳米,同适量水煮粥,熟后加入白糖即可。

功效: 大补元气,健脾益胃。适用于脾胃气虚所致久病羸弱,年老体衰,食欲不振,心慌气短,泄泻,气虚浮肿。

🥘 软炸蒸肚

原料: 猪肚 1 付,莲子 100 克,白术(焦)、炙党参、炙黄芪、当归各 10 克,陈皮 8 克,柴胡、升麻各 5 克,干面包末 50 克,鸡蛋 3 个,姜、葱、菜油、白糖、胡椒粉、酱油、精盐各适量。

用法: 将水烧沸,猪肚洗净后放入,煮 2 分钟后捞出,加些微精盐揉搓干净;莲子洗净,去皮、去心;白术、党参、黄芪、当归、陈皮、柴胡、升麻拣净,烘干后共研成末;姜、葱洗净切碎。把莲子和胡椒粉纳入猪肚中,上蒸笼蒸至烂熟后,取出莲肉捣茸,再将猪肚切成长条,盛于碗内,将药末、姜末、葱花、白糖、酱油、精盐加入其中并调和均匀。将鸡蛋打入并搅散，加入莲肉茸并调匀。开中火，炒锅入菜油，烧至八成热，将蛋汁莲茸糊抹在猪肚片上，并撒上面包粉末，入锅炸至金黄色，捞出盛盘。

功效：健脾养胃，补中益气。适用于脾胃气虚所致食欲不振，气短力乏，头晕目眩，腹胀，便溏。

茴香——疏肝理气，祛寒止痛

【**别名**】小茴香、香丝菜、怀香。

【**产地**】全国各地均有栽培。

【**季节**】秋季果实成熟时采摘。

【**性味**】性温，味辛。

【**归经**】入肝、肾、脾、胃经。

【**养生剂量**】3～6克。

适应证

◎寒疝腹痛，睾丸偏坠肿痛，阴囊水肿。常用于慢性肝炎、更年期综合征、不孕症、性功能减退等。

应用

 暖肝煎

原料: 茴香、当归、乌药、茯苓各 6 克,枸杞 9 克,肉桂、沉香各 3 克。

用法: 以上各味加水适量,加生姜 3 ~ 5 片,煎至 70% 药汁,餐后温服。

功效: 温补肝肾,行气止痛。适用于肝肾虚寒所致睾丸冷痛,畏寒喜暖,小腹疼痛,苔白而润,脉弦沉迟。

治疝气方

原料: 茴香、柴胡各 10 克,荔枝核 32 克,橘核 20 克,昆布 15 克 (先洗去盐分)、延胡索、川楝子 (炒香)、川厚朴各 12 克,青皮、赤芍各 8 克,蜜枣 3 枚。

用法: 以上各味加水适量,煎取 400 毫升,每日分 2 次,温服,可连服 3 ~ 5 剂。

功效: 温补肝肾。适用于治疗肝肾阳虚所致寒疝。

茴归黑豆鸭蛋汤

原料: 茴香 8 克,当归头 20 克,陈皮 10 克,鸭蛋 2 枚,黑豆 120 克,精盐少许。

用法: 当归头和陈皮分别洗净,当归头切片;鸭蛋隔水蒸熟,剥壳;小茴香入铁锅,只加少许精盐,翻炒片刻即铲起;

黑豆入锅，翻炒至豆衣裂开，再以清水洗净，晾干。取瓦煲，注入清水适量，以武火煲至水沸，投放诸味材料，再煮至沸，改用中火煲至黑豆熟烂，加入少许精盐调味即成。佐餐食用，每次150～200毫升，每日1～3次。

功效：温补肝肾，散寒止痛。适用于肝阳亏虚所致身体虚寒，面色苍白，手脚冰冷，小腹胀坠冷痛牵引睾丸、阴囊寒冷，性欲减退。

导气汤

原料：茴香6克，川楝子12克，吴茱萸3克(汤泡)，木香9克。

用法：以上各味加水适量煎煮，沸后再煎半小时。每日1剂，分2次服。

功效：散寒止痛，疏肝理气。适用于肝经气滞，阴寒凝聚所致寒疝。

砂仁——化湿行气，温脾

【**别名**】春砂仁。

【**产地**】广西、云南、广东。

《本草纲目》中药养生智慧大全

【**季节**】秋季果熟时采摘。

【**性味**】性温，味辛。

【**归经**】入脾、胃经。

【**养生剂量**】3～6克。

适应证

◎脘腹胀痛，不思饮食，呕吐泄泻，反胃呕吐。常用于慢性胃炎、消化道溃疡、慢性肠炎等。

应用

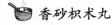 香砂枳术丸

原料：砂仁、木香各15克，枳实（麸炒）30克，白术（麸炒）60克，荷叶1张。

用法：以上各味药共研为细末，以荷叶裹烧饭为丸，如梧桐子大小。每服50丸，白术汤下。

功效：健脾消痞，理气开胃。适用于脾虚气滞、脾胃虚弱所致饮食减少、饮食不化、胸脘痞闷等。

健脾丸

原料：茯苓、党参、白术各60克，麦芽、山楂、神曲、砂仁、肉豆蔻霜、山药、陈皮各30克，甘草、木香、黄连各22克。

用法：以上各味药研为细末，炼蜜成丸，每服9克，日2服，温开水送。

功效：补益脾气。适应治疗脾虚不化诸症，如食欲不振等。

砂仁黄芪猪肚

原料：猪肚1付，砂仁6克，黄芪20克，姜、葱、胡椒粉、精盐各适量。

用法：砂仁洗净去杂；黄芪以水润透并切段；猪肚洗净，入沸水锅焯过，再以清水洗净；葱、姜拍碎。将黄芪、砂仁同装入猪肚，入锅，加水炖煮至猪肚烂熟，舍弃两药，切条装碗，加盐、胡椒粉调味，盛入碗中即成。

功效：益气健脾，消食开胃。适用于脾胃虚弱所致食少不纳，胃脘疼痛，虚痨羸弱及病后、年老、产妇体虚。

砂仁烤鹿肉

原料：鹿肉1500克，砂仁（末）6克，芹菜、胡萝卜、葱头各适量，生白菜、香叶、黑胡椒、白兰地酒、生菜油、味精、精盐各少许。

用法：鹿肉剔除干净，切块装入容器。芹菜切段，葱头、胡萝卜切片，置于鹿肉中，加香叶、黑胡椒、白兰地酒、味精、精盐腌约4小时，入味后将鹿肉摆于烤盘中，加水适量，加生菜油，上炉烤约1小时，使鹿肉呈红褐色。取出以刀切装盘，将烤盘中的原汁浇上，撒上砂仁末。另外再取生菜叶围在鹿肉旁。

功效： 补益气血，补肾益精。适用于脾胃气虚所致身体羸弱、神疲乏力、产后乳少等症。

第十一章
健胃消食中药

  凡是以消化饮食、导除积滞、开胃益胃为主要作用的中药称为健胃消食中药，又叫健胃消导中药。健胃消食中药大多辛散行滞、甘平和中，具有消食化积、行气消胀、健运脾胃、降气消痰等作用。常见的健胃消食中药有山楂、麦芽、木瓜等。

山楂——消食化积，活血散瘀

【**别名**】山果红、红果、胭脂果、海红、山梨。

【**产地**】全国各地均可栽培。

【**季节**】9 ~ 10 月份果实成熟后采收。

【**性味**】性微温，味甘、酸。

【**归经**】入脾、胃、肝经。

【**养生剂量**】5 ~ 10 克（干）。

适应证

◎泻痢腹痛，疝气痛，瘀滞腹痛胸痛，恶露不尽，痛经，吐血，便血。常用于肉食积滞、冠心病、高血压、高血脂、消化道肿瘤等症。

应用

生姜山楂汤

原料：山楂 12 克，红糖、姜各 10 克。

用法： 将生姜、红糖、山楂水煎服。

功效： 此汤可散寒理气，适用于寒性痛经。

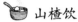 山楂大枣汤

原料： 鸡内金 15 克，山楂 30 克，枣（干）20 克。

用法： 将山楂、鸡内金洗净，大枣温水泡发后洗净；将山楂、鸡内金、大枣一同放入锅中，加适量清水煮沸后，用文火煮约 40 分钟即可。

功效： 本品具有健脾消食、理气化痰之功效，适于食欲不振而便秘的肝硬化患者食用。

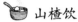 山楂饮

原料： 山楂 20 克，茶叶 5 克，白糖 20 克。

用法： 先将 20 克干山楂放入沙锅内，加适量清水煎汤；剩一杯水左右为宜，去渣留汁（药渣留用）加白糖适量，即可饮用。

功效： 具有开胃消食、活血散瘀的作用，可有效降低血脂，高血脂患者宜服用。

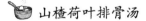 山楂荷叶排骨汤

原料： 山楂 25 克，乌梅 3 个，薏米 50 克，荷叶 1/8 张，猪大排 600 克，食盐 1/2 茶匙。

用法： 将山楂、乌梅和荷叶放入清水中稍浸泡后洗净，薏米入清水浸泡 20 分钟，把排骨斩成小块后洗净。锅中倒入清

水大火煮沸，放入排骨焯烫后捞出，撇去浮沫；将排骨和开水
倒入汤煲，放入山楂、乌梅、薏米，大火煮沸后，撇去浮沫，
用文火煲 2 小时；将荷叶放入再煲 10 分钟，加盐调味，食用
前将荷叶捞出即可。

功效：清热解暑，生津开胃助消化。

麦芽——消食和中，回乳退胀

【**别名**】大麦芽、大麦蘖、麦蘖。

【**产地**】中国各地均有生产。

【**季节**】春、冬二季。

【**性味**】性平，味甘。

【**归经**】入脾、胃经。

【**养生剂量**】10 ~ 15 克。

适应证

◎食积不消，脘腹胀痛，脾虚食少，乳汗郁积，乳房胀痛，
妇女断乳。

应用

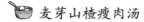 麦芽山楂瘦肉汤

原料： 山楂、麦芽各 40 克，荷叶 15 克，灯心花 5 朵，瘦肉 250 克，盐适量。

用法： 将山楂、麦芽洗净后入温水稍浸泡，将荷叶洗净；将瘦肉洗净，切片。沙锅置火上，加入 650 毫升清水，放入肉片煮开，放入山楂、麦芽、灯心花以文火炖煮半小时，加入荷叶续煮 10 分钟，放入盐调味，关火。

功效： 健脾消滞、利尿解毒。

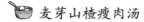 炒麦芽肉片汤

原料： 麦芽 150 克，猪瘦肉 240 克，蜜枣 30 克，盐 3 克。

用法： 将麦芽用锅炒至微黄；将蜜枣洗净；将猪瘦肉用水洗净抹干，切片；将洗净的蜜枣，炒麦芽放入煲滚的水中，继续煲 45 分钟；放入猪肉片，滚至瘦猪肉熟透；最后加入盐调味即可。

功效： 消食健胃作用，舒肝气，回乳。

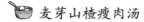 麦芽党参茯苓牛肚汤

原料： 牛肚 500 克，麦芽 100 克，党参、淮山药、茯苓各 50 克，陈皮、茴香各 6 克，生姜、红枣、盐各适量。

用法： 将麦芽、党参、淮山药、茯苓、陈皮、茴香、红枣、

生姜均洗净，红枣去核；牛肚浸透，洗净，切块，放入锅内，加清水适量，文火煲半小时，再放入麦芽、党参、淮山药、茯苓、陈皮、茴香、红枣、生姜，煲2小时，出锅前加盐调味即可。

功效：健脾开胃，消食化滞。

🍲 麦芽茶

原料：炒麦芽30克，茶叶8克（炒焦）。

用法：将炒麦芽、茶叶用沸水冲泡10分钟，不拘时温服。每日1剂。每剂可用沸水冲泡2～3次。

功效：消食健脾，利湿止痢。常用于小儿痢疾、腹泻。哺乳期妇女忌用。

🎴 木瓜——舒筋活络，化湿和胃

【**别名**】木瓜海棠、光皮木瓜、木梨、木李、榠楂、文冠果、文官果。

【**产地**】我国南、北各地多有栽培。

【**季节**】夏、秋二季果实绿黄时采收。

【**性味**】性温，味酸。

【**归经**】入肝、脾经。

【**养生剂量**】5 ~ 10 克。

适应证

◎湿痹拘挛，腰膝关节酸重疼痛，吐泻转筋，脚气水肿。常用于消化不良、破伤风、脚气肿痛等症。

应用

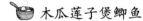 木瓜莲子煲鲫鱼

原料： 木瓜 500 ~ 600 克，莲子、眉豆各 20 克，鲫鱼 1 条，盐、生抽各少许。

用法： 将鲫鱼去内脏，洗净，用慢火稍煎至微黄；莲子去芯和眉豆一起洗净，用清水漫泡片刻；木瓜洗净后去皮，切成块状，然后一起放入瓦煲内，加入清水 2500 毫升，先用武火煲沸后，改用文火煲至 2 个小时，出锅前调入盐和生油即可。

功效： 清心润肺、健脾益胃。

木瓜牛奶

原料： 木瓜半个，蛋黄 1 个，蜂蜜 1 大匙，牛奶 200 毫升，柠檬汁适量。

用法： 将木瓜切成块，连同牛奶、蛋黄一起打成汁，再加

入柠檬汁及蜂蜜，味道更好。如果再加上一点威士忌酒，就可作为正餐的饮品。

功效：护肝降脂，但下部腰膝无力，由于精血虚、真阴不足者，以及伤食脾胃未虚、积滞多者，不宜用。

木瓜烧带鱼

原料：鲜带鱼350克，生木瓜400克，葱段、姜片、醋、精盐、酱油、黄酒、味精各适量。

用法：将带鱼去鳃、内脏，洗净，切成3厘米长的段；生木瓜洗净，削去瓜皮，除去瓜核，切成3厘米长、2厘米厚的块；沙锅置火上，加入适量清水、带鱼、木瓜块、葱段、姜片、醋、精盐、酱油、黄酒、烧至熟时，放入味精即成。

功效：养肝补虚、通乳，适于产后乳汁缺乏者食用。

木瓜排骨汤

原料：鲜木瓜1个，花生仁150克，猪排骨500克，大枣9枚，精盐、味精各适量。

用法：鲜木瓜去皮、子，洗净切厚片；花生用清水浸泡30分钟；排骨洗净剁成小块，大枣去核，洗净。将上述原料全部放入沙锅中，加清水适量，用大火煮沸后，再改用小火炖3小时，加入精盐、味精调味即可。佐餐食用，每天1～3次，每次150～200毫升。

功效：本汤具有清热润燥、健脾通便之功效，适用于慢性胃炎、胃及十二指肠溃疡所致的消化不良。

厚朴——行气消积，燥湿除满

【**别名**】川朴、紫油厚朴。

【**产地**】分布于长江流域，以四川和湖北居多。

【**季节**】立夏到夏至采集。

【**性味**】性温，味苦、辛。

【**归经**】入脾、胃、肺经。

【**养生剂量**】4～8克。

适应证

◎脘腹冷痛，饮食不纳，消化不良，便秘腹胀，面色苍白，倦怠神疲，胸闷咳喘。常用于慢性胃炎、消化道溃疡、胃肠功能紊乱、慢性肠炎、溃疡性结肠炎、慢性肝炎、慢性肾炎等。

应用

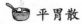 平胃散

原料： 厚朴 90 克，苍术 120 克，陈皮 60 克，炙甘草 30 克，生姜 2 片，大枣 2 枚。

用法： 苍术去黑皮，捣碎，炒至黄色；厚朴去粗皮，涂生姜汁，炙令香熟；陈皮则洗净焙干。四味同研为细末。每服 6 克，加水 300 毫升及生姜、大枣，煎取 180 毫升，去滓后温服。

功效： 温胃运脾，燥湿行气。适用于脾胃阳虚所致脘腹胀满，不思饮食，呕吐恶心，倦怠乏力诸症。

厚朴三物汤

原料： 厚朴 15 克，大黄 12 克，枳实 9 克。

用法： 厚朴、枳实加水 1200 毫升，煮取 500 毫升，加入大黄，煮取 300 毫升，温服。

功效： 温补脾阳，行气通便。适用于脾阳虚弱所致腹部胀满疼痛，大便不通。

厚朴薏苡仁炖猪肚

原料： 猪肚半个，猪瘦肉 200 克，厚朴 15 克，薏苡仁 20 克，大枣 4 个。

用法： 薏苡仁先以清水泡 2 小时；猪肚去筋膜，洗净，切块；猪瘦肉洗净，切块；厚朴洗净。将上述所有材料连同

大枣共放入炖盅中，加入适量水，盖上盖，文火炖 2 小时。随量食用。

功效：健脾开胃，补肝益气。用于脾虚胃寒所致的胃脘痛、十二指肠溃疡等。

 白术厚朴肉蔻粥

原料：厚朴、白术各 10 克，肉豆蔻 7 克，粳米 100 克。

用法：将白术、厚朴和肉豆蔻加水煎沸 15 ~ 20 分钟，滤渣取汁；粳米淘洗干净，加煎取的药液煮粥，武火煮沸后，转文火，煮至米粒软烂即可。随量食用。

功效：温中，健脾，燥湿。主要用于慢性腹泻。

神曲——消食化积，健脾和胃

【**别名**】六（神）曲。

【**产地**】全国各地均产，主要产于福建泉州。

【**季节**】全年均可培植。

【**性味**】性温，味苦。

【**归经**】入脾、胃经。

【养生剂量】6 ~ 15克。

适应证

◎饮食减少、胸膈痞闷、腹胀腹痛、消化不良、贪睡萎靡、呕吐泻痢等。常用于消化性溃疡、慢性胃炎、胃下垂、糖尿病、小儿食积等。

◎虚肿水肿，呕吐痞满，纳呆便秘等。常用于痢疾、淋症、肾炎、急性肠炎、黄疸等。

应用

 神曲散

原料：神曲、麦蘖各100克，木香、陈皮、草豆蔻各50克。

用法：将神曲微炒，陈皮汤浸后去白瓤并焙干，麦蘖微炒，草豆蔻去皮。将上述药材捣细罗为散。以粥饮调服，1日3服，每服2钱。也可加入生姜1片，如果以茶法煎服，则不拘时候。

功效：补益脾胃，消食调中。适用于脾胃冷弱、腹中气胀、食不消化等症。

曲术丸

原料：神曲90克，苍术45克，陈皮30克，生姜汁适量。

用法：先将苍术泔浸三夜后洗净晒干，微炒，再将神曲微炒，研为细末，用生姜汁煮糊为丸，如梧桐子般大小。不拘时候以姜汤送服，每服30丸。

功效：理气化湿，消食调胃。适用于宿食、停饮、脘痛吞酸、嘈杂嗳腐、口吐清水等症。

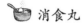 消食丸

原料：神曲、陈皮、青皮、山楂、萝卜子、麦芽、香附各60克，阿魏30克。

用法：将阿魏以醋浸适当时间，并研为细末。将神曲和麦芽分别微炒。用汤泡蒸饼为丸，如梧桐子大小。空腹时以姜汤服下，每服50丸。

功效：理气化滞，适用于食积伤脾、中气不和、呃逆痞满等症。

 神曲丸

原料：神曲（炒微黄）、麦蘖（炒微黄）各120克，厚朴（去粗皮，涂生姜汁，炙令香熟）60克，陈皮（汤浸，去白、瓤，焙）、诃黎勒皮各45克，桂心、干姜（炮裂，锉）、槟榔各30克。

用法：以上各味研为细末，炼蜜成丸如梧桐子大。每服不计时候，以生姜汤下，一次20丸。

功效：补益脾胃，消食调中。适用于膈气、饮食不下、不能消化等症。

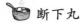 断下丸

原料： 神曲（微炒）、吴茱萸（取绿色者，泡洗七遍）各30克。

用法： 以上各味研为细末。以米醋为丸，如梧桐子大小。每服10～50丸，空腹时用米饮送下。

功效： 消食化积，尤其适用于暴泻。

蜂蜜——补益脾胃，燥湿利水

【**别名**】蜂糖、蜜糖、食蜜。

【**产地**】我国大部分地区均有生产。

【**季节**】多在春、夏、秋三季采收。

【**性味**】性微寒，味甘。

【**归经**】入脾、胃、肺、大肠经。

【**养生剂量**】15～30克。

适应证

◎饮食不下，脘腹虚痛，少气乏力。常用于慢性肝炎、慢

性胃炎、消化不良、胃下垂、慢性肠炎等。

◎水肿，肠燥便秘，小便不利，干咳无痰，目赤口疮。常用于慢性肾炎、腹水、慢性支气管炎、急性肠炎、高血压等。

应用

蜂蜜瓜皮水

原料：蜂蜜 50 克，冬瓜皮 15 克，香附 6 克。

用法：将冬瓜皮、香附加水煎煮约 30 分钟，取汁后兑入蜂蜜即可服用。每日 1 次，连续饮数日。

功效：理气利水，健脾和胃。适用于食欲减退、精神不振、呕吐腹泻、消瘦乏力等症。

蜂蜜甘草方

原料：蜂蜜 90 克，生甘草 15 克，陈皮 10 克。

用法：取水适量，煎甘草、陈皮约 30 分钟，去渣后加入蜂蜜。每日 3 次，温服。

功效：补中益气，理气利水。适用于胃及十二指肠溃疡。

蜂蜜马齿苋车前汤

原料：蜂蜜、车前草各 30 克，马齿苋 50 克。

用法：马齿苋和车前草加水适量，煎煮半小时后取汁，加蜂蜜，溶化后口服。

功效：补益脾气，清热利湿。适用于脾虚水停所致湿热泻痢、少食腹痛、小便短少等。

🍲 蜂蜜核桃肉

原料：核桃肉、蜂蜜各 1000 克。

用法：将核桃肉捣烂后，加入蜂蜜，拌匀后即可服用。每次服食 1 匙，每日 2 次，以温开水送服。

功效：补益脾胃。主要适宜于虚喘证。

乌梅——生津止渴，开胃消食

【**别名**】梅实、熏梅、桔梅肉、梅、春梅。

【**产地**】全国各地均有栽培。

【**季节**】5 ~ 6 月份采收。

【**性味**】性平，味酸、甘。

【**归经**】入肝、脾、肺、大肠经。

【**养生剂量**】4 ~ 8 克。

适应证

◎肺虚久咳，虚热烦渴，久疟，久泻，痢疾，便血，尿血，血崩，蛔厥腹痛，呕吐。常用于味呆食少、胃酸缺乏、消化不良、钩虫病及慢性痢疾肠炎等症。

应用

 乌梅汤

原料：乌梅、冰糖或白糖各适量。

用法：将乌梅洗净后在水中浸泡约 30 分钟，再将乌梅和连带浸泡的水一起入锅煮，先用大火把水烧开，然后再用小火煮，看到乌梅的皮被煮成渣掉出来为止，全过程约 30 分钟。最后加入适量的冰糖或白糖。

功效：生津止渴，醒酒开胃，还可调节体内酸碱平衡，缓解咽喉发炎疼痛症状。

乌梅大枣银耳汤

原料：乌梅 20 克，大枣 100 克，银耳 50 克，清水 1200 毫升，冰糖 20 克。

用法：将乌梅、大枣浸泡 30 分钟洗去浮尘，银耳用水泡择洗干净待用；取净锅上火，放入清水、大枣、乌梅、银耳、冰糖，用文火炖 40 分钟调味即成。

功效： 清肺热，生津止渴，养心安神。

🥘 **玫瑰乌梅茶**

原料： 粉紫色玫瑰5朵，乌梅3颗。

用法： 用热水将茶杯烫过，将玫瑰、乌梅放入杯中，冲入沸水焖5分钟至出味即可。

功效： 玫瑰花气味芳香，可促进食欲，健脾开胃，加上乌梅具有生津止渴的功效，此茶可以起到补益脾胃、消脂润肠的功效。

🥘 **乌梅粥**

原料： 粳米100克，乌梅30克，冰糖15克。

用法： 乌梅洗净，去核；粳米淘洗干净，用冷水浸泡半小时，捞出，沥干水分；锅中加入适量冷水，放入乌梅，煮沸约15分钟，去渣留汁；将粳米放入乌梅汁中，先用旺火烧沸，再改用小火熬煮成粥，加入冰糖拌匀，即可盛起食用。

功效： 生津止渴，敛肺止咳，涩肠止泻。适用于久泻、久痢等。

第十二章
辨清体质，哪种中药适合你

我们每个人的生命都是存在、活动于父母以及后天生活、学习、工作环境所形成的的土壤或温床——体质上。我国中医自古就重视辨体识病，因为体质关系到人的生命体验、生存质量，只有做到因人施养，把握好个体差异，才能真正做到食疗养生、祛病强身的目的。

辨清体质，因人施养

　　所谓"体质"，指的就是机体素质，是指人体秉承先天（指父母）遗传，同时受后天多种因素影响，所形成的与自然、社会环境相适应的功能、形态上相对稳定的固有特性。它反映机体阴阳运动形式的特殊性，这种特殊性由脏腑盛衰所决定，并以气血为基础。

　　祖国医学一贯重视对体质的研究，最早的记载是在两千多年前成书的《黄帝内经》里，后来，张仲景、王叔和、孙思邈等医学大家都对体质学说进行了深入的探讨，并应用在临床实践中，强调营养补充必须要根据人的体质不同而有所区别。

　　2009年4月9日，《中医体质分类与判定》标准正式发布。该标准是我国第一部指导和规范中医体质研究以及应用的文件，书中将中国人的体质分为了九个类型：平和体质、阳虚体质、气虚体质、阴虚体质、血瘀体质、痰湿体质、湿热体质、气郁体质、特禀体质。

　　我们要想达到根据体质来养生的目的，首先就必须要弄清楚自己是何种体质。如阳虚体质和阴虚体质者虽然同属虚证，但如果不对症进补，就会适得其反。阳虚体质者应多进食壮阳补虚的中药及食物，如鹿茸、淫羊藿、菟丝子、羊肉等，而阴虚体质者食用鹿茸等中药后却会加重阴虚症状，使人性情更加暴躁易怒，易上火。所以，我们一定要辨清自己的体质，对症用药，才能药到病除。

1. 平和体质者阴阳气血调和，一般情况下具有体态匀称健壮、面色红润、精力充沛等主要特征。他们拥有平和体质的人面色、肤色都比较润泽，头发稠密且又富有光泽，目光有神，鼻色明润，嗅觉通利，唇色红润，身体不容易疲劳，精力充沛，耐受寒热，睡眠良好，同时性格也是随和开朗的，对自然环境和社会环境适应能力较强，平时患病较少。

2. 阳虚体质者一般不会拥有结实的肌肉，他们往往畏寒怕冷、手足发凉。这种体质的人大多性格沉静、内向。他们往往喜欢比较热的饮食，平时容易精神不振，身体容易出现肿胀、泄泻、风寒感冒等病症。

3. 气虚体质者性格较为内向，平时不喜欢冒险，这种人说话语音低弱，气短懒言，很容易便会感到疲乏，也很容易出现精神不振、容易出汗等生理特征，这种人耐受风、寒、暑、湿的能力较强，平时容易患感冒、内脏下垂等病，并且病后康复缓慢。

4. 阴虚体质者大多体形偏瘦，体内阴液亏少，经常会感到口燥咽干、手足心热。拥有这种体质的人大多性情急躁，外向好动，性格活泼。阴虚体质的人耐寒不耐热，平时喜爱喝冷饮，容易出现失眠、精神不振等症状。

5. 无论是胖人还是瘦人，均有可能是血瘀体质。这种类型的人由于血行不畅，会出现肤色晦暗、舌质紫黯等特征。平时容易出现烦躁、健忘的症状。这种人不耐受寒邪，容易出现肿块或者是出血症。

6. 痰湿体质者大都体形肥胖，腹部肥满松软。这种人的性格比较温和、稳重，大多数痰湿体质的人都比较善于忍耐。他们经常会出现面部皮肤油脂较多、多汗、胸闷、痰多、口黏腻或甜等症状，同时痰湿体质的人还很喜欢进食肥甘甜黏的食物。他们对于梅雨季节以及湿重环境的适应能力较差。

7. 湿热体质者大多形体中等或者是偏瘦。这种人由于湿热内蕴，会出现面垢油光、口苦等湿热表现。平时容易心烦急躁，很难适应夏末秋初的湿热气候。

8. 气郁体质者大多形体瘦弱、神情抑郁、情感脆弱，这种人的性格往往内向不稳定、敏感多虑，对精神刺激和阴雨天气的适应能力均较差。容易患上脏躁、梅核气、百合病及抑郁症等病症。

9. 特禀体质者先天失常，以生理缺陷、过敏反应等为主要特征。特禀体质者经常会出现哮喘、风团、咽痒、鼻塞、喷嚏等症状。特禀体质者通常适应能力差，每当遇到易致过敏季节的时候，便很容易引发宿疾。

此外，我们在选用中药的时候，还要根据病症的阴阳、虚实、寒热来确定。《内经》中曾经提出"虚者补之""实者泻之""寒者热之""热者寒之"，意思就是我们选用中药的时候，应注意区别是阴虚还是阳虚，如果是阳虚，就应该服用甘温补气的中药，以使阳气旺盛；如果是阴虚，就应该服用补精益血的中药，以使阴精充足。

在选中药的时候，我们还需区别寒热之症，如果是阴虚火旺，就应服用甘凉清补的中药，如山药、莲子、薏苡仁等；如果是阳虚畏寒，就应服用辛甘温补的中药，如黄芪、白术、桂圆肉等。而对于实症，则还需要辨别是由热邪引起，还是由寒邪引起，如果是热邪，则需要进补性质寒凉的中药，如果是寒邪引起则需要进补性质温热的中药。

所以，我们在选用中药进补的时候，一定要辨清自己的体质，识别自己病症的阴阳、虚实、寒热等，不可盲目进补。只要选对了中药，吃对了药膳，才能真正的达到祛病强身、益寿延年的作用。

测一测你是哪种体质

体质的形成除了先天遗传因素外，还和人的身体发育水平、身体素质、心理状态及生活环境有关。想要通过药膳来达到养生的目的，其实也是想要改善我们的体质，从而减少疾病的发生，增强体质。

下面是不同类型体质的人的表现特征，想要了解自己到底是哪种体质的话，就赶紧来看看自己和以下体质的表现症状哪个更接近，测试一下你是哪种体质吧！

A.平和体质表现为：

1.体型匀称，健壮，耐受寒热。

2.面色红润，头发稠密，嗅觉灵敏，目光有神。

3.舌色淡红，苔薄白，脉和有神，很少生病。

4.精力充沛，不易疲劳。

5.性格活泼开朗，为人随和。

6.对自然环境和社会环境的适应能力强，不易生病。

B. 阳虚体质表现为：

    1. 体形白胖，肌肉松软。

    2. 面色发白，口唇色淡红，毛发易脱落。

    3. 畏寒怕冷，精神不振，易感疲劳。

    4. 容易水肿，腰膝酸软，盗汗。

    5. 性格较安静、内向。

    6. 易水肿、腹泻等。

C. 气虚体质表现为：

    1. 体形胖瘦均有，但以瘦人居多。

    2. 脸色苍白，易感疲劳，易腹胀。

    3. 呼吸急促，说话有气无力。

    4. 怕冷，经常出汗，易感冒。

    5. 性格内向，情绪不稳定，胆小。

    6. 易感冒，易患胃下垂。

D. 阴虚体质表现为：

    1. 形体瘦长，不容易发胖。

    2. 脸常发红发烫，舌头红，口干舌燥。

    3. 手脚心容易发热、出汗，常感腰酸背痛。

4. 容易失眠、健忘、耳鸣、两目干涩。

5. 性情急躁，常感心烦意乱。

6. 易咳嗽，患干燥综合征、甲亢等概率较高。

E. 血瘀体质表现为：

1. 体形偏瘦。

2. 肤色发暗，常感觉皮肤粗糙、干燥，有黑眼圈。

3. 刷牙时牙龈易出血。

4. 女性有痛经现象，不耐风寒。

5. 容易烦躁、健忘，情绪不稳定。

6. 易患中风、冠心病等。

F. 痰湿体质表现为：

1. 体形多肥胖丰腴，腹部肥满松软。

2. 面色黄肿，容易困倦，皮肤易出油，汗多。

3. 舌体胖大，胸闷，痰多。

4. 容易感到关节酸痛、肠胃不适。

5. 性格温和，善于忍耐，好坐懒动。

6. 易患高血压、糖尿病等。

G. 湿热体质表现为：

1. 体形较偏胖，易有口臭。

2. 脸部和鼻尖易出油，容易生粉刺、痤疮等。

3. 大便黏滞不爽，小便发黄。

4. 容易感觉到筋骨、肌肉疲劳，以及腰酸背痛。

5. 性格急躁易怒，外向好动，反应迅速。

6. 容易患疮疖、黄疸及皮肤病，如皮肤瘙痒、体癣。

H. 气郁体质表现为：

1. 瘦人居多。

2. 面色苍白或晦黄，舌头淡红，有白苔。

3. 经常感到胸胁涨满，脘腹胀闷，口苦。

4. 女性容易乳房胀痛。

5. 性格多内向，少言寡语，多愁善感。

6. 发病倾向为抑郁症、失眠等。

I. 特禀体质表现为：

1. 舌淡，苔白。

2. 在不感冒时也容易打喷嚏、流泪。

3. 容易对药物、食物、花粉、气味过敏。

4.皮肤容易起荨麻疹，过敏时会出现紫红色斑点或瘀痕。

5.易患哮喘、鼻塞、咽痒等症。

平和体质首选中药及药膳

平和体质是我们身体最理想的状态，除了先天禀赋良好以外，后天的调养也是非常重要的。平和体质者大都体态适中、面色红润、精力充沛、生活规律、情绪稳定、不易生病、脏腑功能状态强健，对于环境和气候的变化适应能力也比较强。平和体质中男性多于女性，年纪越大，平和体质者越少。

宜：平和体质者要注意营养均衡，粗细搭配，多吃新鲜蔬菜和水果，防止便秘的发生。除了正常的膳食营养以外，还要根据季节及环境的变化适当进行饮食调整。在中药选择方面，可以适量吃一些药食同源的食物即可，如大枣、山药、枸杞、百合、薏苡仁等。

忌：平和体质者一般不需要进补，所以大寒、大热、大补之药都不宜服用。此外，平和体质者要注意清淡饮食，少食或忌食辛辣刺激性食物及浓茶、咖啡、冷饮等。

※ 平和体质首选中药

大枣

鲜枣中所含的维生素 C 为百果之冠，故有人称大枣是"天然的维生素丸"。

山药

山药具有健脾益胃、助消化、滋肾益精、益肺止咳、降低血糖、延年益寿等功效。

薏苡仁

薏苡仁具有抗肿瘤、增强免疫力、降血糖、降血压、抑制骨骼肌的收缩以及镇静、镇痛、解热、延缓衰老、提高机体免疫力等作用。

应用

 大枣蜂蜜茶

原料：大枣 150 克，冰糖 50 克，蜂蜜 250 毫升。

用法：将大枣、冰糖放入锅中，加水 350 毫升煮熟，收干水分，捣成枣泥。再加入蜂蜜拌匀，盛在干净的玻璃瓶中，置于阴凉通风处保存，饮用时取 1 茶匙加入温开水即可。

功效：大枣、蜂蜜都是温性食材，在寒冷的冬季，喝一杯这样的茶可以补充元气，增加热量。

🍲 **芡实山药汤**

原料：山药 20 克，芡实、薏苡仁各 15 克，党参、白扁豆各 10 克，白术 9 克。

用法：将以上材料放入沙锅中，加适量水煎服，每日一剂。

功效：可治脾虚腹泻、消化不良、久泻不止，有良效。

🍲 **扁豆薏米炖鸡脚**

原料：扁豆、薏苡仁各 2 克，鸡脚 50 克，姜 1 片，盐适量。

用法：将鸡脚洗净后放入开水锅中氽烫片刻，捞出；将扁豆、薏苡仁、鸡脚、姜片一起放进炖盅内，加入适量清水，煮开后改用文火炖煮半小时，出锅前调入盐即可。

功效：健脾祛湿，舒筋活络。

阳虚体质首选中药及药膳

　　形成阳虚体质的最大原因是体内的火气不旺，尤其是肝肾阳虚者最容易形成阳虚体质。阳虚体质者往往畏寒怕冷、手足发凉、唇色苍白、嗜睡乏力、易腹泻、排尿频繁，男性容易出现梦遗，女性白带清稀量多。除了先天因素，如父母为阳虚体质外，也与后天因素有关，如饮食过分寒凉，工作、生活环境温度过低，性生活频繁以及短期内大量服用导致体质虚寒的药物等。

宜：阳虚体质者进补时宜多服用温热性的中药及药膳，如鹿茸、补骨脂、益智仁、杜仲、肉苁蓉、桂圆肉、冬虫夏草、桑寄生、熟地黄等，这些中药可为身体补充阳气。

忌：阳虚体质者受应忌食寒性的中药，如绿豆、薄荷、金银花等，此外如田螺、螃蟹、柚子、黄瓜、苦瓜、枇杷等食物也应忌食或少食。

※ 阳虚体质首选中药

鹿茸

鹿茸性温而不燥，具有振奋和提高机体功能，可补虚、壮阳、益肾、对于因肾阳虚导致的头晕耳聋、阳痿滑精、宫冷不孕、畏寒、筋骨痿软等症具有疗效。

杜仲

杜仲可用于治疗肝肾亏虚、肾气不固所导致的眩晕、腰膝酸痛、筋骨痿弱、阴下湿痒、阳痿等症以及慢性前列腺疾病、性功能障碍等疾病。

补骨脂

补骨脂具有补肾助阳、纳气平喘、温脾止泻的功效。适用于肾阳不足、腰膝冷痛、阳痿遗精、脾肾两虚、大便久泻等阳虚体质者服用。

应用

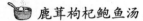 鹿茸枸杞鲍鱼汤

原料： 鲍鱼1只，鹿茸片20克，枸杞子40克，大枣4枚。

用法： 鲍鱼去壳，去掉污秽，用水洗净；切成片状；鹿茸片和杞子用水漂洗；生姜和红枣用水洗净。生姜去皮切2片；红枣去核。将全部材料放入炖盅内，加入凉开水，盖上盖，放入锅内，隔水炖4小时，加入细盐调味，就可以饮用。

功效： 益精明目，强身健体。患血气不足，肝肾亏损，头晕眼花，精神疲乏，妇女月经不调，都可用此炖品作食疗、男女适用。

杜仲黑豆排骨汤

原料： 杜仲9克，黑豆150克，猪排骨250克，大枣5枚，葱段、姜片、大料、盐各适量。

用法： 黑豆洗净，入清水浸泡；大枣洗净去核；排骨洗净后入滚水中焯烫，去血水，捞出；炒锅置火上，放入黑豆炒制一下；油锅置火上，放入葱段、姜片、大料炒香，放入排骨，

倒入适量清水煮开，移入沙锅中，加入黑豆、大枣、杜仲炖煮
1小时，出锅前调入盐即可。

功效：补腰肾、强筋骨，凡肾气不足引起的腰膝酸软、头
晕目眩、耳鸣健忘都可食用。

🍲 补骨脂菟丝子瘦肉汤

原料：猪瘦肉60克，补骨脂10克，菟丝子15克，红枣
4枚，盐适量。

用法：补骨脂、菟丝子、红枣（去核）洗净；猪瘦肉洗净、
切件；把全部用料放人锅内，加清水适量，武火煮沸后，文火
煲1小时，调味供用。

功效：补肾延寿，益精壮阳，美发养颜。

🍲 黄精枸杞煨狗肉

原料：净狗肉50克，黄精、枸杞子各15克，党参30克，
续断12克，生姜、植物油、精盐各适量。

用法：把净狗肉沸水锅中烫5～10分钟，捞起沥干切块，
收入锅中加少量植物油、适量姜和精盐，炒至上色后，倒入砂
煲中加清水，再加枸杞子、黄精、党参、巴戟天和续断，大火
煮开，改用小火煨，直至肉烂即可食用。

功效：温经散寒，祛风除湿，壮腰补肾。

气虚体质首选中药及药膳

气虚体质多是由脾胃气虚、运化无力，导致身体正气亏虚所形成的，如大病初愈、疲劳过度、营养不良都会导致气虚体质的形成。气虚体质者往往会因中气不足、不能有效固摄体内津液而出现无故出汗、体倦乏力、心悸食少、语音低弱、气短懒言、精神不振等症状，男性容易滑精、早泄，女性则容易出现白带清稀等症状。

宜：气虚体质者在进补时宜服用甘温补气的中药及药膳，如山药、人参、党参、黄芪、白术、薏苡仁、紫河车、白果等这些中药可以促使身体正气的生长。另外，气虚往往和血虚同时出现，所以补气的同时，也应服用些补血的中药及药膳，如大枣、山药。

忌：气虚体质者不宜服用耗气的中药及食物，如山楂、大蒜、萝卜缨、香菜、胡椒、紫苏叶、薄荷、荷叶等，否则会加重气虚症状。

※ 气虚体质首选中药

人参

人参位列我国东北"三宝"之首，被人们称为"百草之王"，是滋补佳品，并被誉为"补气第一圣药"。

党参

党参为中国常用的传统补益药，古代以山西上党地区出产的党参为上品，具有补中益气、健脾益肺之功效。

黄芪

黄芪是一味名贵的中药材，有"补气诸药之最"之称，可补气升阳、益胃固表、敛疮生肌。

应用

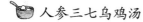 人参三七乌鸡汤

原料： 乌鸡1只，人参30克，三七30克，大枣7枚，姜片、盐各适量。

用法： 将乌鸡宰杀后去除内脏，清洗干净，入冷水下锅煮开后，撇去浮沫、血水，加姜片；将人参、三七洗净，将大枣洗净后去核，均放入煮好开水的乌鸡汤煲中，煲约两个小时，出锅前加盐调味即可。

功效： 补血益气，温补脾肾。

🍲 当归党参乌鸡汤

原料： 乌鸡 1 只，当归、党参、黄芪各 10 克，大枣 10 枚，枸杞子 20 粒，葱段、姜片、料酒、盐各适量。

用法： 将乌鸡宰杀后去除内脏和屁股，洗净，入冷水锅中汆烫，撇去血沫；捞出乌鸡块，和除盐以外的材料一同放入沙锅中，烧开后改为文火炖煮 2 个小时，最后加盐调味即可。

功效： 补血益气，调理气虚。

🍲 黄芪鳝鱼汤

原料： 黄芪 30 克，鳝鱼 300 克，生姜 1 片，大枣 5 枚，盐、胡椒粉、味精各少许。

用法： 将黄芪、大枣洗净，大枣去核；将鳝鱼杀后去肠杂、洗净、斩件；锅置火上，放入鳝鱼、姜片、盐，炒至鳝鱼半熟，移入沙锅内，加清水适量，放入大枣、黄芪，以武火煮沸后，改用文火煲 1 小时，最后调入胡椒粉、味精即可。饮汤吃鳝鱼肉。

功效： 补气养血、健美容颜。用于气血不足之面色萎黄、消瘦疲乏等。

阴虚体质首选中药及药膳

阴虚体质多是由思虑过度、心态抑郁、常食刺激食物及久病不愈等原因引发的肝肾阴虚、阴津耗伤所形成的。阴虚体质的人大多体形偏瘦，经常会感到皮肤干枯无光泽、口燥咽干、手足心热、头昏眼花、失眠、盗汗。阴虚体质者大多性情急躁，外向好动，性格活泼。阴虚体质者大都耐寒不耐热，平时喜爱喝冷饮，容易出现失眠、精神不振等症状。

宜： 阴虚体质者在进补时宜服用一些滋阴养肺的中药，如银耳、燕窝、阿胶、麦冬、玉竹、百合等。

忌： 阴虚体质者不宜服用耗损津液的以及性温燥烈的中药，如桂圆肉、砂仁、生姜、茴香、肉苁蓉、锁阳、薄荷等。

※ 阴虚体质者首选中药

银耳

银耳是一味良好的补品，是扶正固本的良药，具有滋阴清热、润肺止咳、养胃生津、益气和血、补肾强心等功效。

黄精

黄精具有补气养阴、健脾、润肺、益肾的功效。

百合

中医认为百合能养阴清热、滋补润肺、清心安神，可用于热病余热未清、虚烦惊悸、失眠多梦等。

应用

🥣 **滋阴银耳羹**

原料： 沙参 10 克，新鲜山药 250 克，玉竹、麦冬各 25 克，赤小豆 50 克，银耳 15 克（干品），冰糖适量。

用法： 先将山药洗净、切块，银耳泡软。将沙参、玉竹和麦冬放入药袋中，加适量水熬煮约 1 小时，汤汁备用。将赤小豆放入锅内，加水浸泡 1 小时，开大火煮滚，转为小火，煮 10 分钟后，熄火焖约 1 小时。药汤开大火，加入赤小豆、山药及银耳，煮滚后转为小火，熄火后焖约 30 分钟。

功效： 滋阴清热，益气养血。

🍲 **黄精瘦肉粥**

原料： 黄精 50 克，猪瘦肉、粳米各 100 克，葱、姜、盐、味精各适量。

用法： 葱切段，姜切片；黄精洗净，放入沙锅内用文火煎煮20分钟取汁，反复煎煮两次，将两次药汁合一起；猪肉洗净切小丁；粳米淘洗净，放入沙锅内，注入药汁，放入葱段、姜片，用武火煮沸后，改用文火煮至肉烂粥稠，拣出葱段、姜片，调入盐、味精即成。

功效： 益气养血，滋阴养颜。适用于面色苍白、乏力、食欲不振、腹胀、自汗、心悸等症。

🥣 润肤止痒粥

原料： 炙首乌25克，百合15克，白果10克，黄精25克，大枣10颗，粳米（糙米）1杯，蜂蜜适量。

用法： 将炙首乌、黄精放入纱布袋内。锅内加12杯水与上述药材、粳米熬煮成粥，待凉后加入蜂蜜调味后即可食用。

功效： 补血养肝，滋阴润燥，止肤痒。

🌀 血瘀体质首选中药及药膳

血瘀体质的形成多是由于缺乏运动、情志不调、伤筋动骨、久病不愈等引起的体内气机不畅和血运失常所导致的。血瘀体质者由于血行不畅，常会出现肤色暗淡、舌质紫黯、烦躁易怒、健忘等症状。血瘀体质者常有黑眼圈出现，唇周肤色发乌，皮肤青紫，舌上有明显瘀斑。这种人不耐受寒邪，容易出现肿块或者是出血症。

宜： 血瘀体质者宜多服用具有活血化瘀功效的中药，如丹参、当归、川芎、怀牛膝、鸡血藤、山楂、三七、桃仁、红花、赤芍、益母草等。此外，血瘀体质者也可以将中药的山楂、玫瑰花泡茶饮用。

忌： 血瘀体质者不宜服用性寒凉的中药及药膳。

※ 血瘀体质者首选中药

三七

三七是中药材中的一颗明珠，有"止血神药"之称，明代药学家李时珍称其为"金不换"。三七可活血止血、散血、定痛。

川芎

川芎是一味传统中药，可活血化瘀、行气开郁、祛风止痛，对于头痛眩晕、风湿痹痛、月经不调都有很好的疗效。

丹参

丹参具有显著的活血化瘀功效，《神农本草经》中将其列为上品。中医认为，丹参可活血通经、祛瘀止痛、清心除烦。

应用

 三七炖猪心

原料： 三七 10 克，猪心 1 个，调料适量。

用法： 将三七研为细末，猪心洗净，将三七放入猪心内，扎紧，放入沙锅中，加适量清水，以武火煮沸，改文火煮至猪心烂熟，取出切片，调味服食。

功效： 养心益气、活血化瘀，适用于冠心病心绞痛。

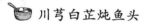 川芎白芷炖鱼头

原料： 鲢鱼头 1 个，川芎、白芷各 12 克，大枣、生姜、精盐各适量。

用法： 将鲢鱼头处理干净、洗净，同川芎、白芷放在瓦煲内，加入适量清水以大火烧开，放入大枣、生姜、精盐一起炖煮至鱼肉软烂即可食用，喝汤食肉。

功效： 行气活血，化瘀，祛风止痛。

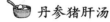 丹参猪肝汤

原料： 猪肝 300 克，丹参 100 克，油菜 2 棵，盐 2 小匙。

用法： 将猪肝洗净后切片；沙锅内加入 1000 毫升清水，放入丹参煮沸后，转文火熬煮 15 分钟，放入猪肝片煮开，再放入洗净的油菜煮熟，最后加盐调味即可。

功效： 补血活血，养肝明目。

痰湿体质首选中药及药膳

痰湿体质多是由于脾失健运、痰饮瘀滞而导致的，痰湿体质者大都喜食肥腻甘甜的食物，且平常比较懒惰少动。痰湿体质者大都体形肥胖，腹部肥满松软，性格比较温和、稳重，且比较善于忍耐。痰湿体质者经常会出现面部皮肤油脂较多，多汗，胸闷，痰多，口黏腻或甜等症状。他们对于梅雨季节以及湿重环境的适应能力较差。

宜：痰湿体质者在进补的时候应注意清淡饮食，可服用一些偏温燥的中药，如赤小豆、薏苡仁、党参、白扁豆、茯苓、冬瓜皮、砂仁、山药、白果等。

忌：痰湿体质者不宜服食酸性、寒凉、腻滞和生涩的食物及中药，如乌梅、山楂等。

※ 痰湿体质首选中药
赤小豆
赤小豆可清热解毒、利水消肿、健脾止泻适用于小腹胀满、小便不利、烦热口渴等症。

薏苡仁

薏苡仁可健脾渗湿、除痹止泻、清热排脓。适用于治疗水肿、脚气、小便不利、泄泻、肠痈、带下等症。

冬瓜皮

冬瓜皮可利水消肿、清热解暑，适用于水肿胀满、小便不利、暑热口渴、小便短赤、疮肿等症。

应用

 赤小豆西瓜皮汤

原料： 赤小豆、西瓜皮、白茅根各50克。

用法： 将赤小豆淘净，西瓜皮、白茅根切碎；将赤小豆、西瓜皮、白茅根放入沙锅中，用旺火煮沸，再用文火煮2小时。

功效： 祛瘀降脂，健脾利湿。

 薏苡仁红豆粥

原料： 薏苡仁100克，大枣25克，赤小豆50克，仙鹤草10克，白砂糖30克。

用法： 将薏苡仁、红豆以温水浸泡半日；用纱布将仙鹤草包好；将大枣去核浸泡；将薏苡仁、红豆、仙鹤草、大枣一同放入锅中；加水煮成稀粥，最后撒上白砂糖调味即可。

功效：利水祛湿，健脾止泻，清热解毒。

🍲 冬瓜皮赤豆饮

原料：冬瓜皮、赤小豆各 200 克，红糖 20 克。

用法：将冬瓜洗净削皮，赤小豆入清水中浸泡 4 小时；将冬瓜皮、赤小豆、红糖倒入沙锅，加适量清水，大火烧开，以文火炖煮至赤小豆熟烂即可。

功效：利水消肿，健脾化湿。

湿热体质首选中药及药膳

湿热体质多是由酗酒吸烟、作息无常、情绪压抑、季节变化等引起的肝胆湿热所造成的。湿热体质者大多形体中等或者是偏瘦。这种人由于湿热内蕴，所以面部易出油，容易生痤疮粉刺，还会伴有口干口苦、身重困倦、心烦气躁、眼睛红赤等现象。男性多有阴囊潮湿，女性常有带下增多、色黄且异味等症状。

宜：湿热体质者宜服用具有清热利湿、散热排毒功效的中药，如黄连、栀子、黄芩、金银花、赤小豆、白果、白扁豆、山楂等。

忌：湿热体质者不宜服用温热、燥湿的中药，如肉桂、干姜。此外，湿热体质者应忌食辛辣、咖啡、浓茶等，以及肥甘厚味的食物，还应严格控制油炸食品、动物内脏、蛋黄的摄入量。

※ 湿热体质首选中药

车前子

车前子可清热利尿、渗湿通淋、明目、祛痰。适用于水肿胀满，热淋涩痛，暑湿泄泻，目赤肿痛，痰热咳嗽。

金银花

金银花有"中药抗生素""绿色抗生素"之称，可清热解毒、疏利咽喉、消暑除烦。

白扁豆

白扁豆可健脾化湿，和中消暑。适用于脾胃虚弱，食欲不振，大便溏泻，白带过多，暑湿吐泻，胸闷腹胀。

应用

 龙胆车前子茶

原料：龙胆草 30 克，车前子 15 克。

用法：将龙胆草研粗末，车前子捣碎，同放入杯中，用沸水冲泡，盖盖闷 5 分钟。或将龙胆草和车前子用纱布包裹，做成茶包后以沸水冲泡，代茶饮用。

功效：清热燥湿，利尿通淋，清肝明目。

金银花蒸鱼

原料：草鱼 1 条，金银花 50 克，糯米粉 100 克，香油、料酒、胡椒粉、盐、味精、酱油各适量。

用法：将金银花洗净，入清水泡一下；糯米粉加入清水拌匀；将草鱼宰杀，去内脏，洗净，剔下鱼肉切成块，加入料酒、精盐、味精、酱油、胡椒粉，香油拌匀，备用；将调好味的鱼块，用刀划一缝（深度为鱼的 1/2），在缝中插上朵金银花，抹上少许米粉，放入蒸碗中；将剩下的金银花用湿米粉及调鱼块的汁拌匀，撒在鱼块上，入笼蒸熟即可。

功效：健脾开胃，补虚养身，清热除烦。

白扁豆粥

原料：白扁豆 60 克（鲜品增至 120 克），粳米 100 克。

用法：将白扁豆用清水洗净后，稍加浸泡；将粳米淘洗干净；沙锅置火上，放入白扁豆煮开后，同粳米一起煮成粥。

功效：清热解暑，益气健脾，滋阴醒神，止泻。适用于脾虚腹胀、慢性泄泻、疰夏等症。

🌀 气郁体质首选中药及药膳

气郁体质的形成多与气血不畅、情志抑郁、性格内向、血液循环障碍等因素有关。气郁体质者往往形体瘦弱、多愁善感、焦躁不安、失眠、易受惊吓以及胁肋部及乳房容易胀痛，情感方面也往往内向不稳定、神情抑郁、情感脆弱、敏感多虑，对精神刺激和阴雨天气的适应能力均较差。

宜： 气郁体质的形成往往和肝功能有关，所以气郁体质者在进补时宜服用具有疏肝解郁功效的中药，如香附、佛手、陈皮、柴胡、乌药、川楝子、青皮、玫瑰花、郁金等。此外，气郁体质者也应服用一些养心安神的中药，如百合、莲子、大枣等。

忌： 气郁体质者应少食收敛酸涩之物，如乌梅、山茱萸等，还应忌食辛辣、咖啡、浓茶等刺激品，少食肥甘厚味的食物。

※ 气郁体质者首选中药

香附

香附可理气解郁，调经止痛。适用于肝郁气滞，胸、胁、脘腹胀痛，消化不良，月经不调，乳房胀痛等，自古以来就是行气解郁的良药。

陈皮

陈皮是一味常用中药，可理气健脾、燥湿化痰、降逆止呕。适用于脾胃气滞之脘腹胀满、消化不良，湿浊阻中之胸闷腹胀、纳呆便溏，痰湿壅肺之咳嗽气喘。

佛手

佛手被称为"果中之鲜品，世上之奇卉"，雅称"金佛手"，可理气化痰、疏肝健脾和胃，适用于肝胃气滞、胸胁胀痛、胃脘痞满、食少呕吐等症。

应用

香附麦片粥

原料：麦片1杯，花豆75克，西洋芹50克，香附10克，盐1小匙。

用法：花豆洗净，泡水1小时，捞出；西洋芹洗净，撕除老筋，切小段；香附洗净，香附放入锅中，倒入4杯水煮开，转中小火熬煮至汤汁剩下3/4，滤出汤汁备用；花豆、麦片放入锅中，倒入熬好的汤汁煮开，转小火煮至熟烂，加入西洋芹继续煮1~2分钟，最后加盐调味即可。

功效： 疏肝行气解郁。此粥尤其适合生理期及更年期女性食用，可除烦解郁。

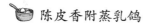 陈皮香附蒸乳鸽

原料： 陈皮6克，制香附子9克，乳鸽1只，姜、葱、盐各5克，绍酒10克。

用法： 将陈皮润软、切丝；制香附子洗净，去杂质；乳鸽宰杀后去毛、内脏及爪；姜切片，葱切段；把乳鸽、姜、葱、盐、绍酒、陈皮、香附子放入蒸锅中，加水250毫升隔水蒸40分钟即可。

功效： 行气健脾，疏肝解郁。急性病毒性肝炎肝郁气滞患者食用。

🥘 佛手瓜炒鱿鱼

原料： 佛手瓜300克、鱿鱼1条，猪肉50克，料酒、淀粉各1小汤匙，柿子椒1个，葱白1/2根，盐、酒、胡椒粉、香油各适量。

用法： 将发好的鱿鱼浸入少量酒，切丝；猪肉洗净，切丝，放入料酒、盐、淀粉腌渍；佛手瓜洗净，切成细丝；柿子椒洗净去籽，切丝；葱切斜片。油锅烧热，放入猪肉丝滑油捞出；油锅烧热，放入葱片、鱿鱼丝、佛手瓜、柿子椒翻炒，加入猪肉丝炒熟，调入盐拌匀，最后撒入胡椒粉，滴上香油即可。

功效: 行气解郁, 强身。

特禀体质首选中药及药膳

特禀体质的形成除了先天禀赋不足及遗传因素外,也与后天所处的生活环境、季节、药物等因素有关。特禀体质者以生理缺陷、过敏反应等为主要特征。特禀体质者很容易对气味、花粉、季节、药物、食物过敏,即使不感冒也经常鼻塞、打喷嚏、流鼻涕,有些是皮肤很容易起荨麻疹,并出现紫红色的瘀斑、瘀点。

宜: 特禀体质者通常容易打喷嚏、鼻塞,所以和脏腑有关,所以在补养时要从宣肺润肺入手。特禀体质者宜服用温补类的中药,如乌梅、防风、蛇床子、黄芪、当归、桂圆肉等。

忌: 过敏体质者不宜食用含有过敏物质的食物及药物,如白扁豆、荞麦、蚕豆、利于、虾、辣椒等。过敏体质者还应少食寒性的食物及药物,如猕猴桃、苦瓜、鱼腥草、马齿苋、田螺、河蚌、蛤蜊、桑葚等。

※ 特禀体质首选中药

乌梅

乌梅具有敛肺、涩肠、生津、安蛔的功效，适合虚热口渴、味呆食少、胃酸缺乏、消化不良及慢性痢疾肠炎之人食用，特禀体质者食用对改善哮喘咳嗽有效。

黄芪

黄芪具有补气升阳、益气固表、排脓、敛疮生肌的功效。黄芪中含有多种抗菌成分，可增强机体免疫力，特禀体质者食用可预防传染病的发生，减少出现过敏反应。

当归

当归能补血活血、调经止痛、调肠通便，还可有效改善肺部通气功能，提高机体免疫力，防治各种慢性气管炎，同时当归对多种细菌均有抑制作用，特禀体质者宜服用。

应用

 乌梅陈皮粥

原料： 乌梅 20 克，陈皮 30 克，粳米 50 克。

用法： 将乌梅、陈皮洗净后放入沙锅中，加水适量同煎煮 30 分钟，去渣取汁，加入粳米同煮成粥。

功效： 调中理气，敛肺止咳。特禀体质者食用此粥可缓解哮喘、打喷嚏等症状。

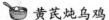 **黄芪炖乌鸡**

原料: 黄芪 50 克, 乌骨鸡 1000 克, 葱、姜 10 克, 盐、胡椒粉各适量。

用法: 将乌骨鸡宰杀后去除内脏, 清洗干净, 放入沸水锅中焯一下, 捞出洗净; 将黄芪洗净, 放入乌骨鸡腹中, 移入沙锅内, 注入鸡清汤, 放入料酒、盐、葱段、姜片, 用小火炖至乌鸡肉熟烂, 调入盐、胡椒粉即成。

功效: 益气固表。

固表粥

原料: 乌梅 15 克, 黄芪 20 克, 当归 12 克, 粳米 100 克。

用法: 将乌梅、黄芪、当归放沙锅中, 加入适量清水煎煮成浓汁, 滤渣取汁, 再次煎汁, 将两次的汁合并后, 放入沙锅中, 加入粳米同煮成粥, 粥将成时调入冰糖拌匀即可。

功效: 扶正固表, 益气, 可调理各种外源性过敏, 特禀体质者宜服用。

附　录

常见中药补品

※ 补脾气、胃气

四君子合剂

【主要成分】白术、茯苓、生姜、大枣、党参、甘草。

【功效】健脾益气。

【适应证】用于脾胃气虚，食少纳差，便溏。

益气补血片

【主要成分】人参、当归、大枣、制何首乌、黄芪、陈皮。

【功效】益气补血，健脾滋肾。

【适应证】用于气血两虚证所致原发性血小板减少性紫癜，症见皮下散在出血点，或兼见神疲乏力、食少纳呆、心悸气短、头晕目眩、面色苍白、脉细无力等。

补中益气丸

【主要成分】炙黄芪、白术（炒）、当归、党参、升麻、陈皮、柴胡、炙甘草、生姜、大枣。

【功效】补中益气，升阳举陷。

【适应证】用于脾胃虚弱、中气下陷所致食少，体倦乏力，腹胀久泻，脱肛，子宫脱垂。

※ 补肺气

复方鹿茸酒

【主要成分】鹿茸、黄精、山药、淫羊藿。

【功效】益气润肺，补肾壮阳。

【适应证】用于肺虚咳嗽，腰膝痿软，心悸气短，脾虚腹泻。

参芪膏

【主要成分】党参，黄芪。

【功效】补脾益肺。

【适应证】用于脾肺气虚，动辄气短，四肢无力，食少纳呆，大便溏泄。

※ 补心气

十全大补丸（水蜜丸）

【主要成分】党参、当归、白术（炒）、白芍（酒炒）、熟地黄、茯苓、炙甘草、川芎、炙黄芪、肉桂。

【功效】滋补气血，益心安神。

【适应证】用于气血两虚，体倦乏力，气短心悸，面色苍白，头晕自汗，四肢不温，月经量多。

参茸片

【主要成分】人参、鹿茸。

【功效】补气血，益心肾。

【适应证】用于腰膝酸软，体虚神怯，心悸气短。

※ 补肾气

苁蓉益肾颗粒

【主要成分】五味子（酒制）、茯苓、菟丝子（酒炒）、肉苁蓉（酒制）、车前子（盐制）、巴戟天（制）。

【功效】补肾填精。

【适应证】用于肾气不足，腰膝酸软，四肢无力，头晕耳鸣，记忆减退。

参茸三肾胶囊

【主要成分】生晒参、黄毛鹿茸、狗肾、驴肾、牛肾。

【功效】益气助阳。

【适应证】用于肾气不足所致腰酸腿软，神倦乏力，耳鸣自汗。

※ 补脾血

八珍丸

【主要成分】党参、白术（炒）、当归、熟地黄、茯苓、白芍、甘草、川芎。

【功效】补血益气，健脾和胃。

【适应证】用于血气亏虚所致神疲纳差，血色不旺，困乏无力，健忘失眠，头晕心悸，月经过多。

升气养元糖浆

【主要成分】党参、黄芪、龙眼肉。

【功效】健脾养血，补益元气。

【适应证】用于脾胃虚弱，气血不足，血虚萎黄，四肢乏力。

归芪生血颗粒

【主要成分】黄芪、枸杞子、生地黄、天冬、火麻仁、当归、桃仁、红花、五味子。

【功效】健脾益肾，调畅气血。

【适应证】用于脾肾不足，气血亏虚所致颜面皮肤枯燥干黄，皮肤松弛、弹性降低。

※ 补心血

复方阿胶浆

【主要成分】阿胶、人参、党参、熟地黄、山楂。

【功效】补气养血，滋补心脾。

【适应证】用于气血两虚，食欲不振，头晕目眩，心悸失眠及贫血。

养血安神片

【主要成分】地黄、墨旱莲、首乌藤、合欢皮、鸡血藤、仙鹤草。

【功效】养血滋阴，宁心安神。

【适应证】用于阴虚血少，失眠健忘，头眩心悸。

安神健脑液

【主要成分】人参、枸杞子、麦冬、五味子（醋炙）、丹参。

【功效】益气养血，滋阴生津，养心安神。

【适应证】用于气血两亏、阴津不足所致心悸乏力，头晕头痛，口干津少，失眠多梦，神疲健忘。

※ 补肝血

首乌延寿片

【主要成分】何首乌。

【功效】补肝肾，养精血。

【适应证】用于肝肾两虚、精血不足所致腰膝酸软，头晕目眩，耳鸣健忘，鬓发早白。

精乌胶囊

【主要成分】女贞子（酒蒸）、制何首乌、黄精（制）、墨旱莲。

【功效】补肝肾，益精血，壮筋骨。

【适应证】用于耳鸣健忘，失眠多梦，须发早白或头发脱落。

※ 补肾血

滋肾健脑颗粒

【主要成分】鹿角、龟甲、人参、楮实子、枸杞子、茯苓。

【功效】滋补肝肾，养血补气，填精益髓。

【适应证】用于腰膝酸软，神疲乏力，健忘，精神衰弱。

补肾养血丸

【主要成分】制何首乌、黑豆、枸杞子、当归、茯苓、菟丝子、补骨脂（盐制）、牛膝（盐制）。

【功效】补肝肾，益精血。

【适应证】用于血气不足，身体虚弱，须发早白。

※ 补肺阴、胃阴

洋参保肺丸

【主要成分】罂粟壳、川贝母、五味子（醋炙）、陈皮、砂仁。

【功效】滋阴补肺，止嗽定喘。

【适应证】用于阴虚肺热所致咳嗽痰喘，口燥咽干，胸闷气短。

固本丸

【主要成分】麦冬、天冬、党参、熟地黄、地黄。

【功效】清肺降火，滋阴补气。

【适应证】用于气阴两虚所致形体瘦弱，咳嗽咳血，潮热，乏力，自汗盗汗或病后津伤。

※ 补心阴

舒心冲剂

【主要成分】丹参、北沙参、黄柏、牡蛎、龙骨。

【功效】养阴益气，定悸除烦，活血祛瘀。

【适应证】用于心烦失眠，心悸，怔忡。

阿胶远志膏

【主要成分】阿胶、远志、石菖蒲、丹参、地黄、麦冬、酸枣仁（炒）、当归、茯苓、龟甲、红糖、蔗糖。

【功效】宁心安神。

【适应证】用于气阴两虚所致头晕，心悸，失眠，多梦。

※ 补肾阴

肝肾滋

【主要成分】党参、枸杞子、阿胶、麦冬、黄芪。

【功效】滋阴补肾，益肝明目。

【适应证】用于肾阴不足，气血两亏，腰腿酸软，肢倦乏力，目眩昏暗，心烦失眠。

益肾养元颗粒

【主要成分】何首乌、狗脊、陈皮、菟丝子、金樱子、黄精、补骨脂。

【功效】补益肝肾，滋阴益气。

【适应证】用于肝肾阴虚，脾气虚弱，倦怠纳差，腰膝酸痛，面色萎黄。

※ 补肝阴

首乌地黄丸

【主要成分】制何首乌、熟地黄。

【功效】滋阴补血。

【适应证】用于肝肾不足，须发早白。

归芍地黄丸

【主要成分】当归、熟地黄、白芍、牡丹皮、山药、泽泻、茯苓等。

【功效】滋养肝肾，补阴血，清虚热。

【适应证】用于肝肾两亏、阴虚血少所致腰腿酸痛，脚跟疼痛，头晕目眩，耳鸣咽干，午后潮热。

※ 补脾阳、胃阳

壮元健肾胶囊

【主要成分】刺五加、淫羊藿、黄芪、茯苓等。

【功效】补益脾肾，扶正固本。

【适应证】用于脾肾阳虚所致腰膝酸软，疲乏无力，肢寒怕冷，头晕耳鸣，失眠多梦，夜尿频数，便溏。

石榴健胃丸

【主要成分】石榴子、荜拔、红花、肉桂、豆蔻。

【功效】温胃益火。

【适应证】用于食欲不振，消化不良，寒性腹泻。

※ 补肾阳

参竹精片

【主要成分】玉竹、黄精、制何首乌、手掌参、广枣。

【功效】补肾壮阳，滋补强身。

【适应证】用于精血不足，肾寒肾虚，筋骨酸痛，年迈体弱。

三子强肾胶囊

【主要成分】菟丝子、枸杞子、覆盆子、淫羊藿、肉苁蓉（醋制）、白芍、蜈蚣、甘草、当归。

【功效】滋补肾阳，疏肝解郁。

【适应证】适用于肾阳虚所致头晕耳鸣，腰膝酸软，神疲乏力，胁胀，阳痿早泄。

壮阳春胶囊

【主要成分】锁阳、肉苁蓉、车前子（盐）、菟丝子（盐）、野玫瑰果、枸杞子、制何首乌。

【功效】补肾壮阳，生髓益精。

【适应证】用于中老年男子衰老体弱。

※ 补心阳

养心定悸膏

【主要成分】桂枝、炙甘草、地黄、红参、麦冬、大枣、黑芝麻、阿胶、生姜。

【功效】复脉定悸，养血益气。

【适应证】用于气虚血少，心悸气短，咽干舌燥，大便干结，失眠盗汗，心律不齐。

杜仲补天素丸

【主要成分】杜仲（盐水炒）、远志（制）、菟丝子（制）、肉苁蓉、淫羊藿、巴戟天、泽泻、白芍、当归（酒制）、莲子、柏子仁、金樱子、党参、枸杞子、牡丹皮、女贞子、黄芪、熟地黄、山药、陈皮、茯苓、砂仁、白术、山茱萸、甘草。

【功效】温肾养心，壮腰安神。

【适应证】用于腰脊酸软，神经衰弱，夜尿频。

※ 补肺阳

蛇胆姜粒

【主要成分】蛇胆汁、干姜粒。

【功效】温肺止咳，降逆止呕。

【适应证】用于肺寒咳嗽，胃寒作呕，吐痰清稀，脘腹冷痛。

二仙膏

【主要成分】人参、鹿角胶、龟板胶、牛鞭（干）、核桃仁、远志（制）、黄芪（蜜炙）、熟地黄（砂仁拌）、五味子（酒制）、制何首乌、枸杞子、沙苑子（盐炒）、牛膝、黑芝麻（炒）、山药（炒）、丹参。

【功效】滋阴助阳，益气养血。

【适应证】用于治疗气血两虚，周身懒软，神疲体倦，神经衰弱。

※ 补肝阳

子仲益肾丸（水蜜丸）

【主要成分】淫羊藿（羊油炙）、肉苁蓉（酒炙）、仙茅、菟丝子、杜仲（盐炒）、制何首乌、鸡血藤、泽泻、桂枝、甘草、乌梅、蜈蚣。

【功效】补益肝肾，调和阴阳。

【适应证】用于肝肾不足、阴阳失调所致腰酸背痛，面色苍白，神疲乏力，形寒肢冷。

鹿角胶

【主要成分】鹿角胶。

【功效】温补肝肾，益精养血。

【适应证】用于血虚头晕，虚劳消瘦，腰膝酸冷。